三三医书

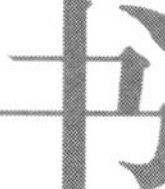

裘庆元 辑

咽喉口齿科秘本四种

重楼玉钥续编
喉科秘诀
重订喉科家训
走马急疳真方

中国中医药出版社
·北京·

图书在版编目（CIP）数据

咽喉口齿科秘本四种/裘庆元辑 .—北京：中国中医药出版社，2019. 5

（三三医书）

ISBN 978 –7 –5132 –4460 –2

Ⅰ. ①咽… Ⅱ. ①裘… Ⅲ. ①中医五官科学 – 耳鼻咽喉科学 ②中医五官科学 – 口腔科学 Ⅳ. ①R276

中国版本图书馆 CIP 数据核字（2017）第 237000 号

中国中医药出版社出版

北京经济技术开发区科创十三街 31 号院二区 8 号楼

邮政编码 100176

传真 010 –64405750

河北新华第二印刷有限责任公司印刷

各地新华书店经销

开本 880 ×1230 1/32 印张 7. 5 字数 192 千字

2019 年 5 月第 1 版 2019 年 5 月第 1 次印刷

书号 ISBN 978 –7 –5132 –4460 –2

定价 45. 00 元

网址 www. cptcm. com

社 长 热 线 010 –64405720

购 书 热 线 010 –89535836

维 权 打 假 010 –64405753

微信服务号 zgzyycbs

微商城网址 https://kdt. im/LIdUGr

官 方 微 博 http://e. weibo. com/cptcm

天猫旗舰店网址 https://zgzyycbs. tmall. com

如有印装质量问题请与本社出版部联系（010 –64405510）

出版说明

近代著名医家裘庆元先生编辑的《三三医书》（又名《秘本医学丛书》），不仅保存了大量珍贵的中医孤本秘籍，而且所选书目多为家传秘本，疗效独特，简练实用，自 1924 年刊印以来，深受中医读者欢迎，对推动中医的发展起到了积极的作用。1998 年中国中医药出版社组织有关专家、学者对此书重新进行了整理出版，使此书得以更广泛的传播，影响日增。

然而，美中不足的是，原著三大卷，洋洋近五百万字，卷帙浩繁，所收的 99 种书籍又都随意编排，没有分类，给读者阅读、研究带来极大不便。有鉴于此，我们又对原著重新进行了整理编排：

1. 根据原著所收 99 本书每本书的基本内容，按中医学科重新进行分类编排，分为《医经秘本四种》《伤寒秘本三种》《诊法秘本五种》《本草秘本三种》《方书秘本八种》《临证综合秘本五种》《温病秘本十四种》《内科秘本六种》《外伤科、皮科秘本九种》《妇科秘本三种》《儿科秘本二种》《咽喉口齿科秘本四种》《针灸、养生秘本三种》《医案秘本十五种》《医话医论秘本十五种》，共 15 册，改为大 32 开简装本，分别刊印，以满足更广大读者的需求。

2. 全书改为现代简体横排。每本书的整理仍以上海书店影印本为底本，以现存最早刻本、影印本或近期出版的铅印本为参校本。除系底本明显由刊刻、抄写等导致的错误，经核实确认后径改（不出注），以及因版式改动，某些方位词如“左”“右”相应改为“上”“下”外，目录根据套书内容做相应调整，其余基本忠实原著。原书刊印时为填补版面而增加的“补白”“告白”之类也予以保留。

限于水平，加之时间仓促，整理编排难免有错漏，欢迎读者批评指正。挖掘整理出版优秀的中医古籍是我们的重要任务之一，我们将一如既往，继续努力，为传播、弘扬中医药文化、知识做出更大贡献。

中国中医药出版社

2018 年 3 月

内容提要

《三三医书·咽喉口齿科秘本四种》包括《重楼玉钥续编》《喉科秘诀》《重订喉科家训》《走马急疳真方》等四部著作，包含了对咽、喉、口、齿等诸疾的证治。

《重楼玉钥续编》阐述了喉、口、唇、舌、齿诸病的内因、症脉、治法、用药及所过经络。书中对白白喉病因治法的论述尤详。《喉科秘诀》上卷简述了咽喉各证的病因病机、治法、验方及针灸治疗；下卷阐述二十余种喉风的证治方药，并附针灸穴图，注明针法及功效。《重订喉科家训》论述了咽喉的生理、归经，喉证的诊断、虚实、内治辨证方药、外治各法，并着重强调白喉和喉痧的证治。《走马急疳真方》是我国现存最早的一部疳证专著。主论走马牙疳，兼论多种疳证，并分述其病因病机、临床表现及预后、护理等，重点介绍各种疳证的治疗秘法和秘方。

四本书以阐述咽喉部疾病为主，总结了不同作者的临床经验，使读者能够更全、更深地了解诸疾的证治。

作者简介

裘庆元（1873—1948），浙江绍兴人，近代著名医家。16岁时进钱庄当学徒，因患肺病，遂发奋专攻中医学，并广收医籍秘本，造诣日深。后渐为人治病，每获良效，名声大振。

逢国内时局动荡，遇事远走东北，得识日本医界名士，获睹大量祖国珍本医籍，深慨祖国医籍散佚之多，乃有志于搜求。民国初年返绍，易名吉生，遂以医为业，以济世活人为己任。当时受外来文化影响，民族虚无主义思潮泛滥，中医药事业处于危急存亡之秋，先生毅然以复兴中医为己任，主持绍兴医药联合会，与何廉臣、曹炳章等创办《绍兴医药学报》，兼编《国医百家丛书》，并任绍郡医药研究社副社长。1929年废止中医事起，先生赴南京请愿，积极参加反对废止中医药的斗争。1923年迁居杭州，成立三三医社，出《三三医报》。先生深慨罕世之珍本秘籍，人多自秘，衡世之书，人难得见，叹曰："医书乃活人之书，何忍令其湮没，又何可令其秘而不传。"于是，或刊广告，或询社友，征救全国收藏之秘籍，得书千余种。乃精加选辑，于1924年刊《三三医书》，共3集，每集各33种，每书各撰提要，使读者一览而知全书概况。

后先生又精选珍贵孤本90种，于1935年复与世界书局商定，刊行《珍本医书集成》第一集。其第二、三集编目虽已确定，但因抗战爆发，被迫中止。

咽喉口齿科秘本四种

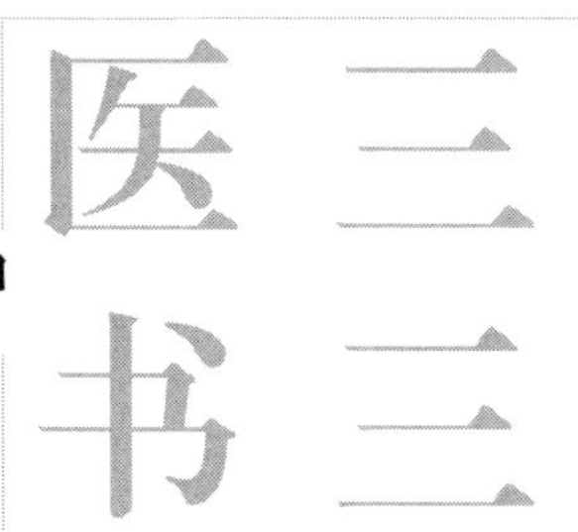

总目录

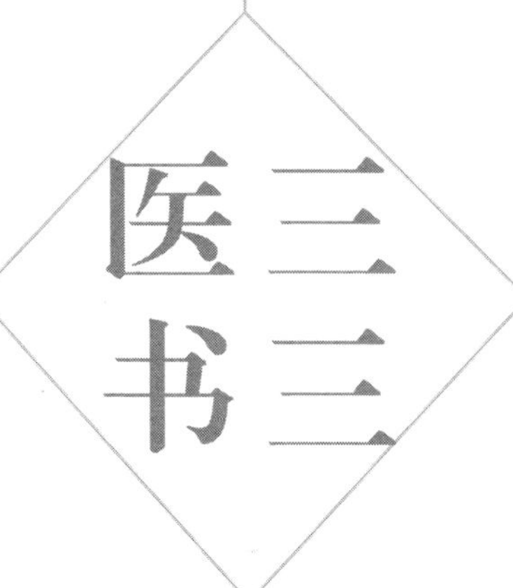

重楼玉钥续编

清·郑瀚 撰

提要

喉科《重楼玉钥》早已盛行于世，习是科者，罔不奉为圭臬，不知更有精当切用之续编在也。本书为歙县郑氏秘藏，盖郑氏之喉牙科名垂数世，皆得力于此。且正编为仆人窃出，流传于世，故续编益加重视。同治初年，周君邦彦，以数十青蚨得于旧书摊，以非专科，赠诸章社友之尊甫，亦无暇流览，洎媳患科险症，采用本书中方而愈，始共宝贵，后历次试验，无不立奏奇效。

白缠喉叙

郑子若溪，聪明好学士也，潜心于医学有年矣。其于喉证尤究心焉，盖喉科乃其家传，然其书特言实症，而虚症未之及也。至于白腐一证，近日更多，医者罔察，自作聪明，不论色脉，每作实证治之，而夭枉者，不可胜数。若溪心窃伤之，自出手眼，因辩证著方，以辟其谬，而病是证者，咸登寿域。书成持以示予，予读之，不觉跃然，因谓之曰：善哉！子能为白腐证辟一坦道，而以虚燥立方，子之功德远矣。盖白者，肺色也；腐者，肾臭也。原非病也，形而出之外则病矣，白加腐则肺燥矣，腐且白则肾枯矣。既燥且枯，子母俱败，不有以润之、补之，而犹曰紫正败毒，则将持雌失雄，弃阴负阳，其不至于载胥及溺不止矣，吾子之论是也。藏之名山，曷若传之后世？好生之德，与人同之，不亦善乎！因书之以弁其简端。

七十有六老人莘田吴守先绍中氏拜撰

自叙

先高祖赤山公，（瀚）七代祖也。性好堪舆，精研轩岐，渊源已久，是故知医代不乏人，然未尝轻言也。先大父认齐公当贾盱丰时，会闽人黄明生先生，异授喉科，治验如神，活人甚多，心窃慕焉。因思利济于人，是科为最，计与商之，而先生不可。其时叔祖仰山公向认齐公曰：窥先生之秘，非礼莫能为也。于是具币帛束金百两，负笈于先生之门。先生曰：予非吝而不传，实有因耳。昔授受时，曾立不传之誓，违之则主乏嗣，既诫于前，何可背于后耶？仰山公曰：今恳先生之秘者，实存济人之念耳，如能广以济人，即先生自济也，先生何乐而不为焉？请熟筹之。如是俯可出其书以授，乃嘱曰：珍之。仰山公曰：唯唯。认齐公旋里，命父伯辈咸究心焉，凡患喉疾实症者依法疗之，无不神效，而先生年近六旬，果无嗣而殁。仰山公携遗像一帧而归，供奉于书室中，由是数十年来，活人甚广。后被仆人私窃其半，贪利而售之于外，遂至更相传钞。家有其本，迩来业是科者，皆执此书为圭臬焉。（瀚）虽不敏，未冠时，性近医及地理，从绩北曹素峰先生游，至于医学，过庭之训，精医诸友，聆益良多，于是遍历楚豫江浙会稽苏扬间，获异人奇方，往往辄效。又遇马子从龙于吴山之大乘古刹，马氏曰：不游名山大川，不登山阴禹穴，乌足以言地理？

而医亦然，子知之乎？须襟怀淡荡，领会山川灵秀于胸，次便觉悠然而不局促，融通而无固执矣，信乎？方子岫云云：予于痘疹之机括，每从汉印中悟出，斯言也，诚得此中三昧语耳，非好奇之谓也。盖痘者，豆也，非毒也，当其未感发之时无形可据，夫何毒之有？既发动透于肌肤，虽形现于外，尚未成浆，犹未可执以为毒也。或成浆时，方可以毒论。然毒即气血也，痘之起长、贯浆、收靥、落痂，全凭乎气血阴阳。凡血充气足，则阴阳调畅，能化毒载出营卫，故应期而痊。若血虚气亏，阴阳偏胜，焉能敛毒达于肌肉？况习俗从事于寒凉，伐及无辜，而气血复为所伤，毒随气血散漫，以致内陷，变为败症，莫可挽救，是谁之责欤！皆因执毒之义为害也。是以流毒日深，牢不可破，宁服寒凉而毙，终无怨也，至于喉科以及诸症，总不离乎气血阴阳表里虚实耳。余于壬子岁自汉归来，抱终天之恨，无以为计，与三弟朝夕研医，互相讨论以承家学，忽忽间倏一纪，不觉光阴之迅也。因念年逾半百，精力渐衰，地理一道，跋涉维艰，而流水高山叹钟期之难遇，故将喉科历年来辨明虚实寒热之处，一一详言之，俾后之习此者，知有所导，庶不致胶柱刻舟之诮，以补是科之所未及云尔。

时大清嘉庆九年岁在甲子孟夏月上浣，双桥枢扶氏郑瀚书于十琴轩之西窗

《续重楼玉钥》自叙

喉科之书，所见凡十有余家，或详或略，各有所长。至若治验神速，莫如秘授，三十六症，自治疗以来活人甚广。然未尝论证与脉，要之总是死法，未为尽善也。余惧医家各执秘授，不知通变，往往反因而误事，故与环川方子岫云，博采古今之书，纂为续编，以补诸家之未备，其中指示色脉，辩别症因，以至用药加减之法，至详极慎，医者诚能遵而用之，神而明之，庶不致胶柱刻舟之诮，其于仁术，或未必无小补云。

双桥枢扶氏若溪郑瀚识

序

歙县西园郑氏，以喉牙科名，历世相传，实擅起死回生之能术而通乎神者矣。顾甚居奇守秘，声价自高，殊不知其所以炫世惊人，攫盛名赚金钱者，全藉《重楼玉钥》一书而已也。书分正续两编，正编早已盛行于世，习是科者罔不奉为圭臬，尽皆谓为完璧，足以应用而有余，而弗料其更有玄妙之续编在也。观枢扶氏之自序言，是书之珍秘，得书之艰难，至有不再他传之哲，固属从前人务独善，不知道德之陋习，盖其灵验可贵之价值，实有倍于寻常之喉牙诸书者焉。正编言为仆人窃出，展转传钞致坊间，亦得刊售，续编之什袭珍藏，当更较格外慎重矣。余家所藏之册，系用桃花纸钞订者，字迹恶劣而潦草，装订粗率而颠错，一见可知为乘机偷暇之所成，折开印写之情形犹宛在也。原书经枢扶先生一再增辑，特于喉症白腐专论加详，近今坊本陈修园医书中及以外有数种专言此症者，殊皆不及此书之缜密妥当也。此册首页有“道光元年辛巳岁大吕月歙南昌溪吴季儒钞”十八字，计其年月，距嘉庆九年枢扶先生自序时才十有七年，正郑氏鼎盛期间，万无沽售流行之理，必属至亲密友，侦知藏处，如如姬盗兵符遵王赚竹垞之故事，以智诱计，取而得之者无疑也。同治初年，兵燹方定，我邑莲川周丈邦彦以数十青蚨得此于裨贩担头，庋置架间，一未寓目，以己习内科，此属非其所学也。先君子萃庵公，见而喜之，假以归涉阅一周，谓之曰：此郑氏秘笈也，喉牙口舌得此，可以名家矣。周文顿悟，急即索回。越数岁，家计益窘，又值其子将续弦，乃以此册作赠，而告借银币念番，先君子慨然允之，书遂为我家有矣。先君子豁达多能，望隆乡邑，排纷解难，应给不暇，医药堪舆，虽皆素嗜，而迫于环境，不克精专，致此书亦从耽滞，历廿余年也，未一试用也。斯时先五兄石农挈眷居仁里岳家，从其外舅程金门先生兼习儒与医学，光绪甲午菊秋，嫂氏徒婴喉患，先即翁婿合治，继延歙东舍头专科程炳文，暨绩城名医葛巨川、章仪廷、仲贻诸先生诊视，济济一堂，愈治愈剧，奄然一息，卧莫能兴。石农乃函致家中筱涛大侄，备述病危，商量后事，尚欲秘弗与先祖母朱太宜人知，恐其年高钟爱有素，致伤起居也。

筱涛禀诸先居子，倏尔忆及是书，急命检出，专人星夜赍去，相距四十里，以酉正发，亥末至矣，方忧其经多延误，不及挽救，复虑其治法少验，徒劳无功，举室旁皇，扰攘达旦。错午使者回言，至即照书配药，煎服头剂，得效如神。晨间再进一剂，巳刻已起坐索粥，病去大半，我动身时，谆谆乞告堂上勿再记念，某已霍然就瘳矣。盖其所采用只养阴清燥汤、神功丹二方而已。于是乃共宝此书，翁婿于数日中，倩人各钞二册，以备转借之有失也。嗣后患此者较多，而愈可速。里中有患者，亦辄就先君子求诊，皆随治而疗焉。戊戌仲春先君子捐馆舍，石农回里行道，汽后历游宣城，受聘豫章，俱以善治喉名，缘以此为师承也。余步石农之后，悬壶七载，喉牙疾患，疗愈百数，实亦得此书之资益者也。亲友中习医及好义者，皆就索钞，无不如愿以偿之。然余拙不自藏，夙怀普济，思钞传之有限，欲付梓而不能，力与心违，时与弗逮，憾！欣得裘吉生先生有征刊医书之盛举，此书可不患湮没而其传益广矣，岂非治牙喉科者又得一指迷之宝筏也哉！前经手钞副本寄呈先生，恳与审定，印入《三三医书》。旋蒙来札惠允，且不弃荒陋，赠阅报以订交，并弁言之是嘱，爰乐遵命，叙其缘起与所关系者若此，芜芜笔秃，冗复无当，虽忝有附骥之荣，其难免著粪之诮也夫？

民国十四年岁次丑旧历端五节绩溪章洪均叔和甫谨识

目录

重楼玉钥续编

古歙枢扶氏若溪郑瀚撰
皖绩章洪均叔和录存
浙绍裘庆元吉生校刊

统理十二经脉皆上循咽喉

咽主地气，地气通于嗌，足太阴脉布胃中，络于嗌，故病则脘满而嗌干。邪客于足少阴之经，令人嗌痛，不可内食，无故善怒，气上走贲。肝者，中之将也，取决于胆，咽为之使。一阴一阳，代绝，此阴气至心，上下无常，出入不知，咽喉干燥，病在脾土。手太阳之经循咽嗌。手少阳之脉循颈，结缺盆，令咽肿（《素问》）。足太阴之正，上结于咽，足少阴所生病，口热舌干，咽肿上气，嗌干及痛。阴阳之脉上通于心，循咽出于口。足少阳之正，上挟咽，出颐颔（《灵枢》）。挟咽，属手少阴心，足太阴脾经之会（《准绳》）。吸主天气，天气通于肺，谓之肺系。颈侧挟咽之动脉人迎，人迎者，足阳明胃也；阳明者，常动（《素问》）。手太阴之正，出缺盆，循喉咙，手少阴之正上走喉咙，出于面。手阳明之正，上循喉咙出缺盆（《灵枢》）。喉咙者，脾胃之候也（《千金》）。喉咙后属厥阴心包经。人迎后属手阳明大肠经（《准绳》）。十二经中，惟足太阳膀胱之脉上额，交巅，络脑，下项循肩膊，挟脊，抵腰，结于缺盆，不循咽喉，然下项，结缺盆，则亦不离咽喉左右矣（岫云）。咽喉者，水谷之道也。喉咙者，气之所以上下者也。会厌者，声音之户也。悬雍者，声音之关也（《内经》）。咽与喉、会厌与舌，此四者同在一门，而其用各异，喉以纳气，故喉气通于天，咽以纳食，故咽气通于地，会厌管乎其上以司开阖。掩其厌则食下，不掩，其喉必错。以舌抵上颚，则会厌能闭其喉。四者交相为用，缺一则饮食废而死矣（子和）。咽在喉之前，所以咽物，喉在咽之后，所以候气。谓咽在喉后者，杨上善之误也（《准绳》）。

总论喉痹大意

一阴一阳结谓之喉痹。王冰注曰：一阴，肝与心包也。一阳，胆与三焦也。四经者，有相火并络于咽喉，气热内结，结甚则肿胀，胀甚则痹，痹甚则不通而痰塞以死矣。心咳之状，咳则心痛，喉中介介如梗状，甚则咽肿喉痹。邪客于少阴之络，令人喉痹，舌卷，口干，心烦。

手阳明少阳厥逆，发喉痹，嗌肿痓（《内经》）。

喉痹不能言，取足阳明，能言取手阳明（《灵枢》）。十二经脉皆上循咽喉，尽得以病之，然统其所属，乃在君相二火而已。盖肺主气，天也，脾主食，地也。纳气者从金化，纳食者从土化。金性燥，土性湿，乃至于病也。金化变动为燥，燥则涩，涩则闭塞而不仁。土化变动为湿，湿则泥，泥则壅胀而不通。故在喉曰痹，在咽曰肿，虽有缠喉、乳蛾、嗌塞、喉干种种之不同，其为火郁上焦，致痰涎气血结聚于咽喉一也。治法当视火之微甚，微则正治，甚则反治，撩痰出血，随宜而施（《准绳》）。十二经言嗌干，嗌痛，咽肿，颔肿，舌本强，皆君火为之也。惟喉痹急速，相火之所为也。君火犹人火也，相火犹龙火也。人火焚木，其势缓；龙火焚木，其势速。《内经》之言喉痹，则咽与舌亦在其间，以其病同是火，故不分也。治喉痹之火与救火同，不容少待。《内经》火郁发之，发谓发汗，然咽喉岂能发汗？故出血者，乃发汗之一端也（喻氏）。

论喉痹关乎运气而有火湿寒之异

《素问》曰：运气，少阳所至为喉痹，耳鸣呕涌。又曰：少阳司天之政，三之气，炎暑至，民病喉痹，此乃属火者也，宜仲景桔梗汤。或面赤斑者属阳毒，宜阳毒诸方汗之。又曰：太阴之胜，火气内郁，喉痹。又云：太阴在泉，湿淫所胜，病嗌肿，喉痹，此属湿者也，宜《活人》半夏桂枝甘草汤。又云：太阳在泉，寒淫所胜，民病咽痛颔肿，此属寒者也。轻者表散，重者理中、四逆酌用。或面青黑者属阴毒，宜阴毒诸方汗之。按：运气虽有火湿寒之不同，然湿则热生乎中，寒则火郁于内，同归于火，故治法大要以发之为主。如针刺刀砭药，则赤麟散，金、碧二丹，皆是大苦大寒辛热之剂，间亦有时需用，断不可轻易浪投，慎之（岫云）。

内因 因胸膈素有痰涎，或纵酒过度，或忿怒失常，或房事不节，火动其痰，涌塞于咽喉之间，以致内外肿痛，水浆不入（《医鉴》）。有属运气天行者，有因七情郁结者，有寒客会厌者，有寒伤肾而帝中肿者。

外候 外候最多，已载前编，兹不复赘（岫云）。其毒聚于内，涎唾稠黏，但发寒热者，塞喉风也。暴发暴死者，名走马喉风（子和）。走马喉风，卒然失音，不省人事。痰壅口噤闭塞而死，与诸卒中相似，必先有喉痛为辨耳（李惺庵）。

论喉与咽之异 喉痹者，谓喉中呼吸不通，言语不出，乃天气闭塞也。咽痛谓咽嗌不能纳唾，饮食不入，乃地气闭塞也（《类要》）。病喉痹者，必兼咽痛，咽嗌痛者，不必尽兼喉痹（王宇泰）。

论表与里之分 属表者必兼恶寒，且寸脉弱小于关尺，此寒闭于外，热郁内，宜辛凉发散，切忌酸寒。属里者，身无热而寸脉滑，石于关尺，乃积热于内，壅滞生痰，宜苦寒折伏及涌吐之法（李惺庵）。亦有表证轻而无寒热者宜细辨之（岫云）。恶寒而寸脉小，乡里所患相同，此属天行时气，宜先表散。大忌酸寒吹点，苦寒下之（景嵩崖）。

辨虚与实之异 实火因过失煎炒、炙煿、醇酒，热毒蕴积，胸膈不利，烦渴便闭。虚火因七情劳欲，气虚虚火上炎，咽膈干燥，二便如常（《入门》）。

辨阴阳之分 阳虚者，两寸浮大，遇劳益甚，此肺脾气怯，不能堤防下焦，须培补中宫。阴虚者，两尺洪数，日晡转甚，此肝肾阴虚，不能制御龙雷，必滋养癸水，脉法两寸浮洪而溢者，喉痹也。两尺细微无力者，虚炎也。若微甚而伏者，死。浮大而涩者，亦死。沉细者，不治。洪大有力者，易治。弦数有力为实火，左寸虚数尺微为虚火，宜滋养金水。两脉若浮大，重取而涩者，此阴气大虚，阳气浮越也，宜补阴敛阳，人参一味浓煎汤饮之，用喉科法治之必死。

治法 喉症不一，不可概以实热为治。大率热则通之，寒则补之，不寒不热，依经调之。汤剂荡涤，而外复有针刺等法，要皆急治时不可缓，非若脏腑积久之病磨化调养之可比（《圣济录》）。

治实之法，轻者先宜发散，次用清凉。重者先涌导痰涎，针砭出血，再用煎剂。治虚之法，须遵《内经》从治之旨，徐徐与之（《正传》）。凡喉症，过四五日为重，三日前可消。若非是急证，一二日不发寒热，第三日始发寒热。若头痛则兼伤于寒，须疏风散寒。问二便如何，便利者，乃浮游之火上攻，宜消风祛热，降气解毒之剂。妇人喉痛，必先问其经水通闭，若经闭者，用通经药愈矣。喉疼连胸，红肿而痛，右寸浮洪而数甚，系肺痈，须用蜜调药，加百草霜、桔梗为妥。凡喉中无形而红肿者，宜多用灯心灰。喉碎者，先吹长肉药，后用碧丹。痰不出，用金丹加制皂角少许，倘至穿烂，多用口疳药加龙骨、珍珠。喉症无痰不治，有痰声如解锯者危，用金丹吹之。初发寒战，后即身凉，口不碎，无重舌，二便利，即非热症。盖虚寒亦能发痰，此痰不可去尽，乃身内精液与乳蛾䗛舌之痰，吐尽而肿消者不同，当先用吹药，喉一通即服煎药，第一剂发散和解，第二剂即温补导火纳气。设三四日后再发寒战，或见心肋痛等症者，难治。发时牙关紧，喉舌肿口碎腥臭，重舌，或舌胎黄而有刺，便闭者，此是热症，赤麟散、角药、紫地汤、金丹、碧丹、开风路针皆神效。若依法治之症不减，牙关反闭，唇不肿纹，如无病人者，不治（《尊生书》）。

论忌用寒凉针砭之证 专用芩、连、栀、柏之类正治之，则上热未除，中寒复起，毒气乘虚入腹，变为败症（《正传》)。虚火上炎者，纯用寒凉，必致上喘下泻。亦最忌发汗，针砭出血，内伤虚损，咽痛失音者，误针之，必不救（嵩崖)。寒伤肾而致帝中肿者，此证人皆不知，宜以八味丸加减。切禁用针，帝中号喉花，关乎性命，其慎之（岫云)。

死症 胸前高起，上喘下泄，手足指甲青紫，七日以后，全不入食，口如鱼口者，死。又急喉痹症，声如鼾睡，此为肺绝，必死。用人参、竹沥、姜汁或可救其万一（丹溪)。舌肿满口，色如胡桃、茄子、朱砂纸，不治。口渴气喘，痰如桃胶，一颈皆肿，面带红紫，或青，或纯白，无神，皆不治。喉风过一日夜，牙噤喉响如雷，灯火近口即灭，此气已离根，有升无降，不治。喘急额汗者，不治（景日昣)。

用药加减法 主以甘桔汤，加薄荷、荆芥、防风、黄芩、玄参、牛蒡子、竹茹等。咳嗽加贝母、陈皮。渴加花粉、麦冬。唾血加紫菀。呕恶加半夏。胸满加枳壳。便闭加大黄。痰甚加石膏。火甚加川黄连。卒闭暴死用解毒雄黄丸。此皆治实火之法也。凡属虚者，当从权为主，古人有用肉桂、人参、附子、炮姜者，但理其下而上自安，此乃求本之治也。大抵血虚用四物汤，气虚用补中益气汤，肝火用逍遥散，肾虚用地黄汤，佐以治标之品。又有命门火衰，龙浮咽嗌痛者，唯八味丸最效。而寒凉之剂，则一毫不可浪用也（《汇补》)。咽痛必用荆芥，阴虚火炎必用玄参，气虚加人参、竹沥，血虚四物加竹沥（丹溪）。凡喉症最忌半夏、生姜，最喜梨汁、柿子（《嵩崖》）。一切咽喉痛，紫雪为要药（程云来）。紫雪纯寒，重症不可用，或合赤麟散用之始佳（岫云）。

统论脾胃皆交于口而脾为之主

中央黄色，入通于脾，开窍于口，藏精于脾，足阳明胃之脉，挟口，下交承浆（《素问》）。挟口属冲任二脉（《灵枢》）。口属脾胃，大肠脉交口，然毕竟脾经为主。盖五味入口，藏于胃脾，乃运化精液以营养五脏，五脏之气，皆统于脾。五脏偏盛，皆验于口。胃经气血少，则两吻多纹书（《嵩崖》）。

内因 味入于口，藏精脾胃，运化精液，以养五脏。若五味过偏，则五脏之气亦偏，而诸病生焉（《大全》）。凡人晨起及食后不漱口，每多口齿腐臭及生疮菌等患。

外候 肝热则口酸，心热则口苦，脾热则口甘，肺热则口辛，肾热则口咸，胃热则口淡（《正传》）。此脏气偏胜为病也。亦有谋虑不决，肝移热于胆而口苦者；有脾胃气弱，木乘土位而口酸者；有膀胱移热于小肠，膈肠不便，上为口糜而生疮溃烂者（《内经》）。有热积心胸之间，脾气凝滞不能运化，浊气熏蒸而口臭者，此脏气移热而为病也（《汇补》）。

论口疮赤白之异及午前午后痛者微甚之分。口疮虽由脾热所使然，当分赤白二种。白者肺热，赤者心热，赤白相兼者，心肺俱热，不独脾家病也（李惺庵）。实热者色多赤；虚热者色多白。午前痛甚者，实火也；午后痛甚者，虚火也。亦有阴虚火炎，发为口糜，满咽如白饭者，未可概目为肺热也（岫云）。

脉法 脉浮数为实火，浮大为虚火（《汇补》）。浮数有力按之不减为实，浮大而数按之弱涩为虚，须细辨之为要。

治法 五脏之气皆统于脾，凡七情六欲五味，皆能致病，当因病而求之（《绳墨》）。若服凉剂不愈者，此中焦元气不足，虚火炎上也，又宜温补（李惺庵）。

用药加减法 肺热口辛，桔梗、山栀、炒芩、桑白皮、天冬、麦冬、沙参。胆热口苦，柴胡、草龙胆、枣仁、茯神、生地、生甘草。心热口苦，黄连、生地、麦冬、丹皮。肝热口酸，逍遥散。脾虚木乘土位而口酸者，四君子加白芍、柴胡。脾热口甘，白芍、天花粉、山栀、陈皮、兰草。胃热口淡，青黛、石斛、石膏、竹叶。胃火口臭，竹叶石膏汤；口燥，二冬、五味、白芍、生甘草、人参。肾热口咸，六味加玄参、知母。口糜实热，加味逍遥；虚热，补中益气（《嵩崖》）。膀胱移热，口烂溺涩，导赤散。中上虚寒胃阳浮上者，理中汤。下焦火炎者，八味丸（《汇补》）。

统论唇为脾胃肝之所主

脾者，食廪之本，营之居也。其华在唇（《素问》）。上唇挟口，属手阳明大肠。下唇挟口，属足阳明胃（《灵枢》）。唇，肝脾胃三经所主，验脏腑之寒热最便，不可不知。肝脉、督脉、冲脉、任脉皆络者也（《元珠》）。

内因　脾胃受邪，唇为之病（《大全》）。唇舌者，肌肉之本也。肌气绝则脉不荣肌肉，故肌肉软而舌萎，人中满，唇反。唇反者肉先死也。脾病者唇黄，脾绝者，唇四面肿（《灵枢》）。

外候　唇之为病，风胜则动，寒胜则缩，燥胜则干，热胜则裂，气郁则生疮，血少则无色，脾冷则紫，脾败则黑，脾寒则青，脾虚则白，脾衰则黄，脾实则红（《绳墨》）。心热则上下唇皆赤。若上唇赤下唇白者，肾虚而心火不降也（《元珠》）。

肺主唇色白，白而泽者吉，白如枯骨者死。人唇白当补脾肺，若深红色则当散肺家虚热（钱仲阳）。

用药加减法　脾燥唇干，用生地、麦冬、山药、归芎、人参、蜂蜜。脾热唇裂，凉膈散。唇动，消风散。唇青、唇缩或唇揭，理中汤。唇肿，薏苡仁汤。唇疮既久，血虚火炎者，当滋补，勿任苦寒（李惺庵）。

统论舌为心脾所主

心在窍为舌（《素问》）。心脉系舌本，肾液出舌端，脾脉系舌旁，肝脉络舌本，虽分有五脏，而心脾实主之，故二脏不和，变生诸症（《玉策》）。膀胱经结舌本，三焦经系舌本（日胗）。

内因 心和则舌能知五味，声音嘹亮（《内经》）。心绝则舌不能收及不能语（乔垂）。脾主舌强，肾主舌干（岫云）。误食毒味及冬月向火取暖过度，俱使舌变生病患。

外候 中风痰则舌卷难言，伤七情则舌肿难食，三焦蕴热则舌胎燥而咽干，心脾热炽则舌粗重而口苦（《绳墨》）。气虚则麻纵，阴火则点黑，湿痰则肿胀，郁热则衄血，心火则生疮脾热则干涩，胃热则木强，肝热则卷且缩，肺热则舌燥而咽门声哑，肾热则津竭而舌心干焦（《汇补》）。

治法 舌症有十五种，用药不禁寒凉，然必带辛散乃效（日胗）。舌属火，其性炎上，治舌当降火滋阴（《绳墨》）。凡治口舌轻症，以盐滚水为最便，且亦妥善，勿谓以其易而少效也。

用药加减法 风痰用二陈加南星、竹沥。郁痰加香附、青皮。三焦郁热，凉膈散。心脾郁热，三黄丸。思虑伤脾，血耗火动，归脾汤。郁怒伤肝，血虚火旺，逍遥散。肾虚阴火，滋肾丸（李惺庵）。

论齿为肾胃大肠所属

齿者，骨之余，髓之所养，故齿属肾，上龈属胃，下龈属太阳。凡动摇豁脱，或大痛，或不痛，或出血，或不出血，如欲脱之状，皆属肾病。其虽痛，龈肿溃烂，臭秽而不动者，皆属阳明，或兼诸经错杂之邪（《医贯》）。若阳明膏粱之变，湿热上攻，则牙床不清而为肿为痛，或出血生虫，而黑烂脱落（玉纶）。若肾虚作痛者，遇劳即发，午后更甚，口渴面黑，倦怠遗精，此皆脾胃虚之证（《医贯》）。

外候　精完则齿坚，肾衰则齿豁，虚热则齿动，髓溢则齿长（《入门》）。肾虚牙痛其齿浮，血虚牙痛其齿痒，火热牙痛其齿燥，虫蚀牙痛其齿黑，风热牙痛其齿肿，湿热牙痛其齿木（《绳墨》）。又有风热相搏，吸风即痛者；有寒气犯脑，头项连齿痛者；有痰气、热气、毒气注痛，咳嗽者；有血搏齿间，钻刺掣痛者（《正传》）。湿热蕴积日久，则发为走马牙疳（《司命》）。

齿痛有恶寒恶热之不同。手阳明恶寒而喜热饮，足阳明恶热而喜冷饮，故齿痛有恶寒热之不同（《正传》）。恶寒饮者，外吸风寒所致；恶热饮者，内生风热使然（《汇补》）。

脉法　尺脉虚大者，肾虚；洪数者，阴火。关脉浮弦者，风热；洪滑者，痰火也。

治法 齿根宣露动摇者，肾元虚也。治宜补肾。恶寒热而口臭者，阳明热也，治宜清胃（《医衡》）。齿蚀宜清肠胃以治其本，擦牙诛虫以绝其标（李惺庵）。走马牙疳急宜泻胃清火，敷牙疳之药（日彤）。牙疳亦有急宜大剂滋阴温补者（岫云）。

用药加减法 阳明病清胃散加干葛、石膏、芩、连、花粉、山栀。如胃火盛倍石膏，大肠实加大黄，挟痰加贝母，挟风加防风，酒毒倍干葛，虫蚀加槟榔，龈痒加白芷，龈烂加龙胆草。若劳倦而胃虚齿浮，用补中益气汤。肾虚用地黄汤加玄参、补骨脂。阳虚豁落加续断、枸杞、茴香。阴虚浮动加知、柏、生地、丹皮（《汇补》）。

诸证补遗

走马喉痹 走马喉痹势如奔马，喉间痹痛，肿连颊骨，壮热烦闷，数数吐气者是也。此肺脾不利，热毒攻冲，发于咽喉所致。急开风路针，吹赤麟散，噙角药，服紫地汤或解毒雄黄丸，缓则不及。凡喉科痹闭，急证一时，觅药不及，急用土牛膝根捣汁滴入，亦可挽救于万一。

尸咽喉 道家服药，务先去三虫，以其为人害也。尸咽之病，亦本于此巢氏，谓腹中尸虫，上蚀咽喉，能令生疮，或痒或痛，如鬘候是也。善摄生者，倘未能除去，亦当服药治之，勿使妄动则善矣，黄柏汤主之，或一捻金吹之。

缠喉风（再见） 喉肿而大，连顶肿痛，喉内红丝缠紧，势如绞转，且麻且痒，手指甲青，手心壮热，痰气盛涌如锯，手足厥冷，或两颐及项赤色，缠绕发寒热者亦是。先两日必胸膈闭滞，痰塞气促，最为急症。内服喉痹饮，外用金碧二丹吹之。若加牛黄效更速捷。岫云山人曰：此症开风路针，吹赤麟散，服紫地汤更神效。此水涸火炎，肺金受克也，难治。忌辛热收涩，用养金汤，生地、阿胶、杏仁、知母、丹参、麦冬、桑白皮、蜂蜜。

喉中腥臭 此属肺胃热毒，黄芩、射干煎服。岫云山人曰：亦有属肝肾虚者，急宜大剂养阴，须细察左关两尺弦数无力，或弦涩者皆是。《素问》所谓血枯，即此症也。庸医不知，往往认为肺痈治，误人多矣。不知肺痈必见云门、中府相引而痛，右寸必弦数异常，久则咳唾脓血不止，喉中腥臭而已也。

咽嗌痛 咽嗌痛甚，不能纳唾与食，此属阴虚火炎。《内经》曰：形苦志苦，病生于咽嗌是也。喉痹饮倍加荆芥、玄参、地黄汤亦妙。岫云山人曰：亦有属风火内郁者，宜表散，忌滋阴药，远不及也。

连珠乳蛾 单双蛾人多知之，又有连珠乳蛾，人所不知。

其状如白星上下相连，故名，皆由酒色过度郁结而成，最重之候，内服喉痹饮，外先用碧五金一，后用金二碧三。

喉菌 状如浮萍，生喉旁，忧郁气滞使然。妇人多患之，轻则半月，重则月余，宜守戒忌口，次要吹药得法。初用碧五金一，后用碧三金二，噙清灵膏服喉痹饮，以愈为度。

喉癣 喉间生红丝如哥窑纹，如秋海棠花叶背面之状，干燥而痒，阻碍饮食，此虚火上炎，痰壅肺燥所致。要戒盐、酱及助火之物，至喉哑则不可救。劳症每多生此，治用碧丹频吹，清灵膏不时噙化，再服喉痹饮。岫云山人曰：劳症生此，危在旦夕，为其金水之气皆绝也，故非咽喉药物之所能救治。

喉痈 肺脾热壅，熏发上焦，攻于咽喉，结聚肿痛，不得消散，热气炽盛，致团结成痈，妨害吐纳。古方论以一寸为疖，二寸至五寸为痈。其候使人寒战，咳吐稠浊。善用针者，审其可刺，宜速破之，施以点饵之剂。又有喉间红肿而痛，无别形状者，乃过食炙煿、火酒、极热物品而发，病在胃与大肠。其重者，寒热头疼，四五日可愈，用金十碧一频吹之，内服犀角地黄汤。

喉疮奇疾 喉中生疮，层层叠垒而不痛，日久有窍，出臭气，废饮食，宜用枸橘叶烧酒频服。

咽中结块如核，危困欲死 此危证也，饮食不通，射干、牛舌叶汁、海藻俱能治此症，总不若百灵丸最佳。用百草霜研细，蜜丸，如芡实大，新汲水化下，甚者不过四五丸，效。

咽疮鼻烂 咽喉内生疮，鼻孔内亦烂，此症若作喉风治之，立死。宜用白霜梅一个，烧，存性，枯矾一钱，山甲珠一钱，共为细末。吹喉中，效。

喉疮溃烂 喉疮已破，疮口疼痛，难进饮食，用猪脑髓蒸熟，以姜、醋调和食之，自愈。

感寒喉闭不能咽 用大附子一枚，削去皮、脐，切作大片，以蜜涂炙，令黄，纳口中，噙咽其津，甘味尽，又炙一片而噙咽之。

鼻生红线樱珠 咽痛用诸药不效，丹溪云：此非咽痛，乃是鼻中生一条红线，如发悬一黑泡，大如樱桃，垂挂到咽门而止，致口中饮食不能入，须用土牛膝根，择其直而独条者，洗净，捣取汁。入好醋三五匙和匀，滴入鼻孔内，自然丝断珠破，吐出瘀血，其病立安。

梅核气 痰气滞塞于咽喉之间，咯不出，咽不下，状如梅核，此因湿热内郁，痰气凝结，治法宜开郁顺气消痰，加味二陈主之。用韭汁一杯，姜汁、牛乳各半杯，和匀，细细温服，即效。

喉中如有物妨闷 此肺胃壅滞，风热客，搏结于咽喉使然。忧愁思虑，气逆痰结，亦皆能生此疾，射干汤主之。用逍遥、二陈加减亦妙。

喉中如有炙脔，食噎即塞　用杵头糠二合，研极细，蜜丸，弹子大，每空心噙化一丸，愈为度。岫云山人曰：上二症皆梅核气之类也。经云：胆病喉中介介然，取阳明陵泉。心咳之状，喉中介介如梗状，取心之俞，亦此类也。心之俞即太陵穴。

口疮　口疮由心脾积热，又有胃气弱，谷气少，上发为口疮者，其服凉药不效，乃肝脾之气不足，虚火上泛而无制，宜用理中汤，收其浮游之火，外以上肉桂末吹之。若吐泻后口中生疮，亦是虚火，宜理中汤。忌寒凉。

口糜　《圣济论》云：膀胱移热于小肠，隔肠不便，上为口糜。夫小肠之脉络心，循咽下膈，抵胃，阴阳和平，水谷入胃，小肠受之，通调水道，下输膀胱，今热气厥逆，膀胱反移热于小肠，胃之水谷不得转输于下，则小肠塞隔而不便，上则令口生疮而糜烂也。大抵心胃壅热，则必熏蒸于上，不可概以敷药，当求其本而治之。口舌状如无皮，曰口疮。口舌糜烂，曰口糜。当先用净丝线蘸水轻搅。痛者可治。不痛者，难愈。无血出者，危。搅过用口疳药吹之，服药宜细辨虚实，西瓜绝妙。冬日以西瓜皮烧灰噙之，五苓、导赤合用亦神效。岫云山人曰：此症有历用诸药不效者，余切其脉，云浮大而数，重按无力，虚火上炎也。投以炙芪、熟地、归、芍、白术等药而愈。

燕口疮 口角生疮，疼痛微肿，湿烂有汁，此脾胃有热，上攻口唇，与津液相搏所致。以乱发烧灰存性，米饮调服，即以此敷之。蒸饭饭甑盖上汽水洗，亦妙。

口菌 生牙龈肉上，隆起，形如蕈，或如木耳，紫黑色，此火盛、血热、气滞所致。用口疳药吹之，或用醋漱口，茄母蒂烧灰，盐拌、醋调，时时擦之，以愈为度。

口中悬痈 生于上腭，发紫泡者是，宜用银针挑破，吹口疳药，或用碧丹亦妙。

鹅口 一名雪口。小儿初生，月内满口满舌生白屑者是也。宜先将丝绵搅去白屑，以口疳药频吹之。白僵蚕，洗净，炒黄色，为末，蜜和敷之，立效。

口臭 连翘为末，糊丸，食韭、蒜之后，茶吞二三钱，口中浊气化为清气。此内府秘方。

口唇肿黑，痛痒不可忍 先以瓷锋砭去恶血，再用青绿古文钱磨猪油涂之，甚良。

茧唇 唇肿，白皮，皴裂如蚕茧状，或唇下肿如黑枣，或本细末大，或如栗如瘤，皆七情动火伤血，或心火传脾，或厚味积热，须要审本症，察兼症，补脾气，生脾血，则燥自润，火自除，肿自消。补中益气加栀、芍、丹皮最妙。逍遥、归脾亦可参用。若误进清热消毒之剂，或用药线结去之，必变为翻花败症。凡茧唇紧小，不能开合，难进饮食者，不治。

唇生核肿痛如弹 先针去恶血，次用牛膝烧灰，存性，新汲水调涂之，内服防风汤。

唇疮 此气郁也。白荷花瓣贴之，甑上气水洗之，俱效。白梅花瓣贴之，神验。如开裂出血者，立止。伤寒狐惑症，上唇生疮，声哑者，虫食肛也。下唇生疮，咽干者，虫食脏也。皆因腹热食少，肠胃空虚，三虫求食之故。与上所谓唇疮，又当别论。用川连、犀角、乌梅、木香、雄黄、桃仁等味煎服。

唇紧燥裂生疮 青皮烧灰存性，猪脂调涂。

喉痹舌卷 按《素问》曰：邪客手少阳之络，令人喉痹舌卷，口干心烦，臂外廉痛，手不及头，刺手中指、次指，爪甲上去端如韭叶，各一壮。又曰：手阳明之经，其病肢痛，转筋，舌卷，治在燔针劫刺，以知为度，以痛为输。其伤寒舌卷者，又当别论。

子舌（再见） 即重舌，痰也，热也。桑皮、僵蚕发灰为末，以醋调敷，金丹吹之最妙，或蒲黄、黄柏末敷之亦神。紫雪亦可针去恶血，亦捷。

木舌（再见） 即舌肿，色如猪肝，不能转动，或满口胀塞，粥药不入，是心脾壅热。宜先于舌尖或舌两旁，刺出紫血，次用筋卷丝绵蘸甘草水润其唇舌，以蒲黄、干姜、冰片为末，四面频吹，杜其延蔓。若唇燥难吹，可取蜜润之。蒲黄用生者。若出血，用炒，并多加冰片煎剂，用犀角、玄参、升麻、枳壳、生甘草、陈胆星。大便闭加大黄，小便闭加六一散。

木舌异症 舌下肿起，状如白枣，有青紫筋，初起不痛不寒，热渐渐肿大，系忧郁所致。舌下紫筋，名舌系，通乎肾。若色白而肿，不治。初用金碧各半，后用金丹煎。

舌忽肿胀 心脾二经受风邪，则舌本强不能卷舒，久或热气加之则肿。筋脉胀急，势连咽喉，碍于呼吸。宜法刺出恶血，以百草霜、好盐各半两，同研，表里涂之；或用蒲黄末糁之；或取蚯蚓数条，以盐水涂咽喉、舌上，皆立效如神。

䙽舌 此症卒然舌大而硬，喉肿，呼吸不通，即时气绝，破棺而治，无不立验。用皂、矾不拘多少，新瓦煅红色，放地上，候冷，研细，用铁钳拗开喉关，以此药擦其舌，立苏。重舌、木舌亦皆治之。岫云山人曰：木舌、舌肿、䙽舌，此三种大同而小异。但木舌渐渐肿硬，然不至于塞满口中。舌肿，其势固疾，犹可稍缓。惟䙽舌，倏然胀大，顷刻杀人，其症最急。然其病源，皆心脾郁热所致，故其刺法用药不甚相远，并可通用。

舌上出血不止 又名舌衄，心火郁也。用槐花掺之，乌贼骨、蒲黄末亦佳。若但心破而不出血，属心火极盛，宜服犀角地黄汤加童便。

舌出不收 名阳强，宜补阳。以蒲黄末掺之，或用珍珠、冰片等分为末，敷之，或以萆麻子油捻纸烧烟熏之，皆立收。凡舌出数寸，须要分辨伤寒、产后、中毒、大惊四种。伤寒，用冰片掺之，或纸卷巴豆一粒，纳鼻中，自收。产后者，用丹砂敷舌，仍令作产子状，以二女掖之，而于壁外突掷盆盎作声惊之，舌立上矣。余者，用雄鸡冠血浸之，或冬青浓汁浸之，即缩入。

舌缩不能言　此名阴强，宜补阴。

舌黑　有大孔，流血，以青盐、芩、柏、大黄各一钱，人参、甘草、桂心各五分，煎服。外烧热铁，烙孔上。

舌疮　久蚀成穴，屡用凉剂不效者，上盛下虚也，服黑锡丹可渐愈，十全大补、养荣汤皆可酌用。

舌根痈　舌根生痈，红而且肿，用金碧各半吹之。煎剂：黄连、犀角、丹皮、生地黄、生甘草、赤芍、山栀、麦冬、连翘、木通。

连珠疳　舌下生水泡，初起一枚，渐至七八枚者是也。吹口疳药以治之。

舌菌　生舌上，隆起如菌，或如木耳，色红紫，心火郁炽也。治同口菌，煎剂用导赤散加减。

啮舌，啮唇，啮颊　心脾之气恒通于舌阳明之经，直入齿缝。故邪入心脾，则舌自挺；邪入阳明，则口自噤。一挺一噤，故令嚼舌。治宜清其风火，则病自愈。按《灵枢》曰：

啮舌者，厥逆走上，脉气皆至也。少阴气至为啮舌，少阳气至则啮颊，阳明气至则啮唇，视至病者补之。

悬雍垂长　咽中妨闷，用枯矾、盐花等分，研细，以筋点之。

走马牙疳　牙龈腐烂或胎毒痘毒杀人最速，色如干酱，一日烂一分，二日烂一寸，走马喻其速也。若鼻梁发红点如珠者，不治。上唇龙门牙落者，必死。用口疳药加牛黄吹之，圣功丹妙极。岫云山人曰：走马牙疳，人皆知为火毒，而不知痘疹。杂症过服寒凉，亦能致此，盖寒凉伤胃，火土衰微，则邪火大肆而成牙疳矣。譬如太阳所不照之处，其物为湿热所蒸，必腐烂生虫，此理之显然者也。兹时惟以大剂八珍、六君、养营等汤裁酌与之，外则敷以人中白散，庶几可活。而医者不悟，益进苦寒之药，致死者多矣，可不悯哉！此义古人所未发，自余发之闻者，多不信。时有程一士者在座，怃然曰：吾子今春患痘，幼科肆用寒凉，且令粥茗菜羹皆煎石膏水烹之，竟变成牙疳而不起。以此观之，君言岂不信而有征乎！

齿痛连脑欲死　此肾经犯风寒也，不问冬夏，肾虚人常有之。缓则不救，急用羌活附子汤：羌活、附子、麻黄、苍术、炙黄芪、防风、甘草、升麻、僵蚕、白芷、黄柏。或用白芷散亦妙：白芷、麻黄、草豆蔻、炙黄芪、吴茱萸、熟地黄、当归、升麻、藁本、桂枝、羌活。

牙槽风　齿痛不已，龈肉浮肿，紫黑色，出血，久则腐烂。属肾虚兼胃火，用口疳药加牛黄，倍珍珠、儿茶吹之。

牙漏　即牙槽风，延久不愈。齿缝出脓，甚则齿落。若上边龙门牙落者，不治。宜外吹口疳药，并内服滋阴降火之剂。

牙咬　生于牙尽咬中，牙关紧闭，初起势甚，急夜尤甚，然不难愈，先用金、碧二丹吹于牙龈，再用黄熟香削一钉渐渐挤进牙门，自然渐开，然后将金、碧丹吹患处。

牙䖳　此症属胃火，形如豆大，或内外无定处。先用金丹，后用口疳药煎剂，用六味多加石膏。

牙痈（再见）　又名牙瘨风。初起有小块生龈肉上，或上下，或内外，其状高硬，用口疳药吹之。

穿牙疔，穿牙毒　先二日，牙痛发寒热，后痛更甚，龈上发一紫块，龈肉皆紫黑者是也。已破曰穿牙毒，色红可治，青色、黑色不治，用金丹加碧丹吹之，内服凉血清火解毒之剂。破者，口疳药加牛黄，妙。

牙宣，龈痒，满口牙出血　牙龈肉赤，齿缝出血，味酸，此实火上攻，宜清胃散加侧柏叶。淡血常渗不已者，胃虚火动也，宜消风清火、滋阴凉血之剂，外用珍珠散敷之。海螵蛸一钱，龙骨二钱，珍珠三厘，辰砂、象皮、乳香、没药、冰片各五分，研细，棉花团指大，水湿蘸药，擦患处，以指抵实，一二次即愈。若龈痒者，血虚也。补血药中加白芷。牙宣不止，以丝绵烧灰，存性，加冰硼少许，搽之，立效。满口牙出血，枸杞为末，煎汤漱之，然后吞下，立止。

齿缝作胀 不能啮物，元气虚也，补中益气、十全大补酌用。

牙黄如金 糯稻糠烧灰，擦之即洁白如玉。

牙龈常出臭汗 此阳明风热郁积，用桃仁十五个，桂枝、芒硝、炙甘草各一钱，大黄两钱，水煎服。

小儿马牙 牙龈上有白色如脆骨者，是将发此毒，即打喷嚏，须日日以针挑之，频吹口疳药自瘳。

风火牙痛 用轻粉、大蒜各少许，研烂，男左女右，手按寸关上，青布扎定，立效。或起小泡，无害。

龋齿 用五灵脂米许，咬痛处，少顷，温水漱出，有虫可见。雄黄、川椒、槟榔等分，加真蟾酥、麝香各少许，枣肉为丸，塞蛀孔中，虫化为水，痛当立止（一方无槟榔，亦甚神效）。

髓溢奇疾 日见牙齿渐长，艰于纳食，此名髓溢，用白术一味，煎汤漱服。出《夏子益奇疾方》。

附　录

伏气病 伏气者，名肾伤寒，谓非时暴寒伏于少阴，寒气抑郁，内格阳气，始初不病，旬日乃发，上行于咽门经会之处，寒热相搏而成。咽痛，脉息微弱，后必下利，当以辛热药攻其本病，顺其阴阳，则水升火降而咽痛自已，用甘桔桂半汤主之。

少阴伤寒成咽痹　少阴伤寒，不传太阳，寒郁于外，阳格于内，致成咽痹，大略与伏气病相似。宜辛温甘苦，以制其标，咽嗌自通。

上二症皆类喉痹，误用喉科寒凉之药必致不救。

疫气病　有司天运气，过亢其年，乡村染患相似者，此时气乘虚蕴蓄上焦，发作寒热，变为喉痛，谚名虾蟆瘟，又曰鸬鹚瘟。此症甚恶，须用辛凉甘苦表里双解之品，切忌胆矾酸寒，郁遏阳气，尤忌硝、黄攻下，引邪入里，普济消毒饮主之。岫云山人曰：此症解毒，雄黄丸亦妙。

喉管伤寒　此症觉喉中作痒难过，切不可吃茶酒汤水，宜亟用薄荷二分，麝香一分，为末，吹入喉中。俟其气通，约出涎水碗许，然后吃陈黄米汤半茶杯即愈。不知者竟先吃茶酒等物，便不可救。

伤寒发颐　凡伤寒汗出不彻，日久身热不解，邪结耳后一寸二三分，或耳下俱肿痛而口渴，名曰发颐。此乃遗热成毒，宜速与消散，缓则成脓，为害不浅。方用槐花二两，微炒使黄，乘热入酒两钟，煎十余沸，去渣，热服。未成者，二三服；已成者，一二服。胃弱者忌之。或用生忍冬藤四两，生甘草节一两，水二碗，煎减半，入酒一碗，煎十余沸，饮之，渣敷患处。又方，柴胡、干葛、花粉、炒芩、桔梗、大力子、连翘、石膏各一钱，甘草五分，升麻三分，水煎，不拘时服，累验。

两腮肿 细辛、草乌等分为末，入蚌粉，猪脂调敷，口噙白梅，置腮边，良久肿退，出涎，患立消。

痄腮 生于牙龈耳庭之后，症属肝肾阳明，用赤小豆末，以鸡子清调，加蜗牛飞面研匀，敷患处，如神。凡下诸般肿痛，皆效。若痄腮初起，觉痒于毒顶，灸六七壮，并颊车、肩井灸三壮，甚良。

脱颏 以酒饮大醉，睡中吹皂角末于鼻内，嚏透即自上。

鼻楔 生于两鼻孔内，渐长而下垂，触之痛甚难忍，以消法、点法，随落随生，间亦不治，而落未旬日，仍复生长，殊甚苦楚。但用藕牙磨浓汁涂之，则蔫枯而落，后不复长，以微小无用之物，有此神效奇功，其理洵不可议思。

天白蚁 头响乃气挟肝火，加味逍遥散最佳。若头中如虫蛀响者，名天白蚁，用茶子为末，吹鼻中效。又天白蚁初起必喉内生疮，鼻孔内俱烂，不识治者，每认为结，毒发为喉疳，延烂及鼻内部以致久而不愈。须急用白霜梅一个，炼存性，穿山甲五分，焙用，枯矾一钱，雄黄五分，共为细末，吹喉中，神效。此症危险，而此方简易，验如桴鼓，妙不可言。

误吞针 用磁石研末，以黄蜡熔化如丸和豆大，吞之。针共丸药从大便出。

又法取虾蟆眼睛一只，水吞下，则针穿眼上泻出，甚是效验。

误吞铜钱、金银钗环之类 祇以饴糖，多多服之，久则自出。又多啮胡桃肉，即消。

选 方

升麻汤 治喉中痛闭塞不通。

升麻一两 木通一两 杏仁五钱 芍药三分 羚羊角三分 射干三分 络石三分

上为末，每服三钱，竹叶七片，水煎温服。

黄柏汤 治尸咽喉闭塞生疮及干呕、头痛、食不下。

黄柏炙，五钱 木通一两 升麻一两 玄参一两 麦冬两半 竹茹三分 前胡三分 大青三分

上为末。每服三钱，水煎去渣，入芒硝一钱，搅匀服。如鼻中有疮，以生地汁少许，滴入鼻中，日三五度，不计时候。如欲通利，加芒硝。不欲利者去之可也。

一捻金方 治咽喉走马喉痹，脑内生痈。

雄黄 藜芦 牙皂去皮子，等分

上为细末。先噙水一口，用药一米许，搐鼻中，即吐去

涎，少时见效。

射干汤 治喉中如有物妨闷，善太息，口苦。

射干 升麻 紫菀 百合各五钱 赤苓 桔梗各三钱 木通一两

上为末。每服三钱，食后温服。如欲通利，加朴硝一钱。

喉痹饮 统治一切喉痹。

桔梗 僵蚕 玄参 贝母 牛蒡子 荆芥 薄荷 天花粉 甘草 前胡 忍冬 灯心

清灵膏 专治喉癣。

薄荷三钱 川贝母一钱 甘草六分 玉丹二钱 元丹一钱 冰片三分 百草霜六分

上为末。蜜调噙化，随津唾咽之。

防风汤 治唇生核。

防风 黄芩 前胡 知母 干地黄 玄参 升麻 大黄炒 桔梗 藁本 甘草炙 麦冬 栀子 独活各五钱 菊花一两

上为末。每服三钱，水煎，于食后温服，日服三次。

金丹（吹药上等） 统治一切喉症，消痰利肿如神。

枪硝一钱或八分 生蒲黄四分 牙皂分半 白僵蚕一钱 冰片一分

上为极细末。磁瓶收固，勿令走气。

碧丹（次药）

百草霜匙半　甘草灰三匙　冰片五厘　元丹一厘　玉丹三分　薄荷去筋，多少合宜

上为细末。磁瓶收固。春夏薄荷多，玉丹少，秋冬玉丹多，薄荷少。欲出痰，加制牙皂少许。凡喉痹初起，金丹不宜多用，其性善走，功能达内，轻症则不能胜药矣。碧丹消痰清热，祛风解毒，开喉闭，出痰涎最效。不比金丹迅利。凡喉痈、乳蛾等轻症，祇用碧丹，重症金碧合用。初起碧九金一，吹过五管后，碧七金三。症重方用金碧各半。痰涎上壅时，金六碧四。因病之重轻，定药之多寡，无得疏忽，最宜斟酌。无痰莫浪用，此皆仙方禁剂也。

再又效方

碧丹二分　元丹一厘　薄荷二分　冰片一分　百草霜五厘　牙硝三分　甘草一分　硼砂五厘

共研细末，收贮勿泄气。

制玉丹法

明矾碎如豆大，入倾银罐内，火煅，不住手搅，无块为度。次用好硝打碎，徐徐投下十分之二三，又用官硼砂打碎，亦投下十分之三，少顷再投入生矾，俟烊化，复如前投硝、硼，如是渐增，直待铺起罐口，高发如馒头样方止。然后驾生炭火炼至矾枯，用净瓦一片，覆罐上，片时取出，将牛黄真者

少许，水五六匙和之，即以匙杪滴丹上，将罐仍入火，烘干取下，连罐并瓦覆在洁净地上，用纸盖好，再用瓦覆之，过七日，收取。选留轻松无竖纹者用之佳。

制元丹法

取肥白灯草，将水湿透，用竹笔套完固者，以水湿之，将湿纸塞紧一头，纳灯草于管中，以筋筑实至满，湿纸封塞，入火煅之。俟烟绝管红取出，放湿砖上，碗覆待冷，剥去外面管灰，两头纸灰，取内中灯草灰黑色成团者。

雪梅丹

取大青梅，不拘多少，劈开，去核。将明矾入内，以竹签钉住，武火煅梅烬，勿用。止用白矾，轻白如腻粉者佳。用以出涎清痰甚捷。岫云山人曰：雪梅丹，功并角药而和平过之，且简易便于修合，洵秘方也。

牙痛仙方（即圣功丹）

硼砂五分　蒲黄一钱　人中白一钱　黄柏一钱　青黛一钱　儿茶一钱　马勃一钱　甘草节八分　冰片五厘　麝香五厘　僵蚕五厘

上十一味，𥗊细收贮。每用时，先以水漱口净，然后吹药数次，即愈矣。岫云山人曰：此方之妙，可比人中白散，而其效过之，余故名之为圣功丹。

捷妙丹　统治牙疳口疮，口角流延，烂喉癣，喉疮等症。

儿茶一钱　黄柏一钱　五倍子一钱二分　薄荷一钱五分　青黛八

分　贝母一钱　冰片二分

上为末，收回，每吹少许即愈。枢扶氏曰：此方乃自制，每用辄效，故录传之，以济世人。

雄黄解毒丸　治急喉痹已死者，犹可治。

雄黄　郁金各一两　巴豆十四粒，净

共为末。醋煮面糊为丸，绿豆大。每服七丸，清茶送下。吐去痰涎立效。如已死者，挖开口，研灌之。此罗太无神方也。《证治汇补》加白僵蚕二钱、芒硝五钱尤妙。

孙押班神方

牙皂　明矾　川连

上各等分，新瓦焙为末。每用五分，吸喉中，立愈。

又秘方

取明矾五钱，研末，置铁刀头上，将蜘蛛七个入矾内，刀下以炭火熔矾，以枯为度。共和为末，每用一字，吹喉中，吐出稠痰，立效。蜘蛛取大腹有苍黄脓者佳。

又捷径验方　喉闭乳蛾皆治。

鲜土牛膝根一握，艾叶七片，捣和取汁，入人乳数匙，灌鼻孔中。须臾，必有痰涎从口鼻而出，神效无比。一方无艾叶。

口疳良药方

儿茶一分半　薄荷三分　生甘草半分　珍珠五厘　白芷二厘半

冰片三厘　黄柏一厘　龙骨醋煅，二厘

上为末，吹患处神效。初起热甚，倍薄荷。肿痛，倍白芷。久病多加珍珠、儿茶、龙骨，即长肉。痘疹后去龙骨、黄柏加牛黄。疳重加滴乳香、朱砂各少许。

碧雪散　专治积热，口舌生疮，兼治喉癣。

寒水石　石膏　马牙硝　芒硝　朴硝　硝石

上各等分，用甘草汤入六味，火熬令熔。再入青黛和匀倾出，候冷即成霜矣。研细收固。每用少许噙化，喉痹则以竹管吹入。

黄袍散　治一切口疳。

真黄柏三钱　川黄连三钱　苏薄荷一两　生甘草三钱　冰片少许

缘袍散　治口疳腐烂。

上铜青一钱　白芷一钱　甘草五分

上为细末，同黄袍散吹之。

菊霜（一名元女丹）　专治风火牙痛。

防风　羌活　石膏　川芎　川黄连　荆芥　玄参　甘草　黄柏　槐角　连翘　黄芩　甘菊花　薄荷　白芷

上十五味，各二钱，共为粗末。另将甘草五钱，煎水入药，拌匀。须要干湿得中，放铜杓内，再用潮脑六钱，匀洒药上，净碗盖好，盐泥固封，微火升三炷香，切忌武火，恐其焦灼。升足，取碗底白霜，磁瓶收紧，勿使见风走气。其升过药仍可拌甘草水，加潮脑，依法再升一次。每用三五厘，擦痛处，以涎出为度。擦过三次，可保永不再发。

虫牙升药 治虫牙最效。

川椒末 樟脑（等分）

上放铜杓内，茶盏盖密，稠面糊口封固，安炉上，微火升之，觉樟脑气透出即取起，置地上，候冷，揭开扫取盏底者，收固，勿走风泄气。每用少许，塞痛处，立止。

贴牙妙方

黄柏煎汁去渣 龙骨入黄柏汁内煮，于瓤极细 杭粉 山栀各五钱 麝香五分

先将黄蜡一两，熔了入前药，和匀，摊绢上，贴牙上一夜，取下。凡黑处即是毒也，甚效。

咽喉虚实总辨

书云：咽喉十八症，皆属于火，此言其大略也。然火有虚实之分，证有寒热之别，尤有内因、外因之殊及看舌胎苍老娇嫩之辨，临证审明，复切脉之虚实，有力无力，脉与症合，然后立方施治，未可概执为风热实症也。今时之人，本质肾阴不足居多，而喉症属实者少。或虚中兼实，实中兼虚，或下焦阴火发为咽痛口疮者，亦复不少。然六气之中，感发喉患，不独

风寒与火，而暑湿燥亦然。唯暑湿成咽痛者特稀，每感燥而发者多，盖因肾水不足故也。若临证不辨明，一见发热，便施表散，凡属风者，虽得其宜。或由寒者，则非辛温不可。其属火者，固宜清降，亦当辨其虚实与郁，唯实火宜清降，虚火则当壮水，郁火则宜升发，至湿与燥，又岂可表散耶！在他症虚实或难辨，而喉症最最易明，可一望而虚实立判，盖有形可据，有色可参，有舌胎可辨。且痰涎有清浊之分，必须临证者潜心参究，乃得其窍。至于机巧权变，虽存乎其人，亦要从方脉中理会得来，庶无贻误耳。

各证分辨

——家传喉科，虽有三十六证之名，而治法不外紫地汤一方，何也？缘三十六症，皆由风热壅塞于上焦，触感而发，骤起疼痛，形症各别，所属则同，故以一方统治之。如果系风热实症，依法疗之，无不应手而愈。若属虚症及感燥而致者，必不见效。倘执呆方，定多贻误也。

——实症起初发热恶寒，头疼，喉内红肿有形而痛，不能饮水，痰涎多稠，按脉浮数有力，舌色苍老，坚敛而黄，咽间闭塞，大小便或亦闭结，乃极重之症。可用风路针针少商、少冲、合谷及风池、囟会数处，其余诸穴，不可妄针。原用针者，急泻其内蕴之热即发汗之义，故不宜多针。其次用辛乌散，取吐痰涎，使蕴热之邪从涎而出，吹回生丹以散其热结之痹，服紫地汤宣通肺胃风热之壅实。若大便闭者，加玄明粉降火祛热，消痰涎，去脏腑宿滞，皆从大便而出。汗吐下三法合治，乃分三路以泻之，盖因咽喉为关要，失治则闭。又恐风热毒邪内攻，缓则不及。凡实症必须依法而治之，如属虚证，则断乎不可。

——初起似疟，怯寒发热者，乃喉患之本象也，并非外感风寒，切勿妄用羌、独活，秦艽，苏叶，桂枝等味，盖喉患本发于脏腑，非太阳膀胱表症也。若谓开首必须表散，以为层次治法，此依稀影响之医，从事俗见，究无根柢之学，殊不知火被升散而愈炽热，得辛温更致阳盛则闭，必轻则致重，重则致危，莫可挽救。且《沈氏尊生集》亦言，喉症最忌发表。无论初起恶寒发热与否，只须辛凉而散兼养阴以制之，不必祛热而热自除，喉患亦渐松减。乃阅历已久，验效且多，故敢语此。

——初发热不恶寒，咽间微痛，或红肿而色淡，或肿处皮色带亮，或肿而色赤不润，痰涎清薄且少，皆属虚候。及下焦阴火，或由感燥而发，乃本于水亏，不能制火故也。经云：骤起非火，缓起非寒，而实热虚寒务须审，确有似实而非实者，必须证之以脉。惟浮数有力者，方为实症。若细数无力，或右部大于左，更属虚症矣。而紫地汤、辛乌散，皆不可用，即回生丹，亦不宜吹。只用青雪丹治以辛凉而散，兼采养阴法，自更获效矣。

——辛乌散，惟实症之必需，其取痰涎最速，能提拔风热外出，即《内经》高者因而越之之义。一兼虚候，切勿用之，反伤津液而症反加重，犹如伤寒治法，须存津液为要。辛乌散乃劫夺救急之法，果系实症，立刻取痰涎，开关利喉，故应效最快，惟虚证乃属内因焉，可耗及津液，是以不宜用。且近来遇用辛乌散之症实少，百中不过二三，大与曩昔有异，岂可执诸呆方而不知权变乎！

——是症不得以痰涎多寡论虚实。有虚候而涎多者，亦有实症而涎多者，有实症涎少者，亦有虚候涎少者。但看涎之稠浊与清薄之别，凡临症于吹药时，可审其虚实。如果实症，其涎流出必稠浊而长不断，其气秽。若属虚症，其涎吐出清薄而短。又有吹药后而无涎者，此津液为火所灼。更有感燥气而致喉患者，痰涎愈少，而治法尤须养阴为要。若执定风热闭塞，妄用升散解毒，则大谬矣。

——喉患大小便闭结，最为重候，必须审明虚实，不可妄用攻下。有因表散过剂伤及津液，以致大便艰者；有风热壅闭于上而不大便者；有值燥金之令，伤于燥而不便者。惟是实症可下。若初起或大便闭结，亦不宜即下，须过二三日，看病人形色与夫喉间松减，而大便仍未解，可用玄明粉下之，导热毒下行，即釜底抽薪之法也。本科只用玄明粉而不用大黄者，因其性峻烈威猛，恐伤真气，惟玄明粉味辛微甘，能降心火，祛胃热，消痰涎，去胸膈脏腑宿滞，且消痈肿。若兼虚症者，即不宜用，必须润下法，或于养阴中加火麻仁及芝麻之类。经云：阴血下润则便通。又云：肾主二便，肾开窍于二阴，须知重用大熟地而便自解。

——针刀更不可妄用其所用者，原因叉喉锁喉闭塞而施，乃救急之法，并非诸喉症必需之具。至于针法，又须平日将《针灸大成》考究及参玩铜人图，熟悉穴道，领会补泻之法，方可以言针。可笑近来治喉诸辈，动辄用针，不顾病人痛楚，其实可针之穴只少商、少冲、合谷、风池及囟会数处，其余诸穴，切不可妄针。尤有火窝坑一穴与哑门相连，更不可妄针，一经失手误针，必立变音哑，为终身之患。至于用刀之处，亦因不得已而施及焉，尤宜慎用为要。如双单蛾、重舌、木舌、呛食风，可用刀略破其皮，使出血以泻其势之肿盛者。若初起亦不宜轻用，其坐舌莲花症却少，间或有之，亦不必用。犹有喉瘤一症，属七情抑郁及肝肾不足者，每患此，乃内因之症，更不可用刀。倘误犯之，致害不浅。

——牙龈肿疼及牙痈之类，皆不宜刀破。若妄用之，反致延烂，或成牙漏骨槽之虞。虽古人谓喉痹不刺血，喉风不倒痰，喉痈不放脓，乳蛾不针烙，皆非其治也。以及《内经》

血实宜决之语，皆指症实而势肿盛者而施之也，并非教人一遇喉患，不分虚实，即动手以刀切之，是诚何心哉！

——咽口症，近来患单者多而患双者少，但单者重而双者轻，且实症少而属虚者多。是症初起，微肿于会厌之旁，一二日犹能吞饮，至三四日必肿满不能饮水。凡患左者必肿至右，然后渐消，方能进饮。患右者必肿至左，形势虽重，却无大碍，七日必松减而愈。是以单咽口之重者，在此肿也。而双咽口反轻者，因其肿分于左右而会厌之下有空缝可以入饮，不过三五日即愈。至于治法，总不宜用刀。属实症者，照本科方疗之。若兼虚者，必须养阴中加辛凉而散治之为妙，并以赤麟散和青雪丹吹之，自然获效。若咽口肿至上腭，形势极重者，可用刀于近上腭边，略为点破，使其血出，以泻其势。但不可切深，倘深切之，其肿虽平而刀痕反烂开，须用珍珠散及万一丹始能收敛。与其用刀非宜，不若勿用为妙，且愈后无刀痕之伤，而病时亦少痛苦，岂不快哉！乃有以恃刀为能事者，毋论症之虚实，一遇喉肿，或双单蛾、咽口喉瘤、牙痈、龈肿、舌肿等症，即以刀用力切之，血流盈地，今日未平，次日又切之，执定《内经》血实宜决之旨，自信不移，孟浪施治，及至连切五六次而不愈，有因此而成牙漏者，有因刀痕延烂经年久不瘥者，甚有因刀误而致殒命者矣。然用刀之治，未尝不愈数人，但是少耳。每有为刀伤而病人畏惧不复来，另往他医求诊者，并非用刀之妙而愈也，何其不知悔悟如是耶！

——唇疮、口糜、舌疮，为最易治之症，近来竟遭此夭枉者不少，盖因误治而致也。凡舌疮诸症，必须分辨寒热虚实，未可专执为胃热心火。若妄任清凉，或导赤散及泻心等法，其初白疮必反转为红，渐有延蔓之势，医者不察，犹谓清之未透，复进寒凉而遏之，遂至水极似火，舌紫唇赤或燥裂而疮蔓满舌，及延烂至咽喉如白腐，以致音哑，打呛，气喘，变为败症而不救，是谁之过欤？凡小儿口疮，有脾虚不能统涎，以致口涎流多及嘴角湿烂而患者，有脾阴不足，过食甜味而致者，有由病后发热不退而生舌疮者，有属上焦实热，中焦虚寒，下焦阴火而致者，有因麻痘后服清凉解毒药过多，致生舌疮者，虽曰口疮一症，而所因不同，故当审辨明，岂可以舌属心，遂指定心火而执治乎！且有伤燥而发口疮者，更须审辨明确，毋论发热与否，切忌表散，寒凉之剂一经妄投，立变音哑而不救，尤须养阴清润为主，其热却不疗而退，燥气就平，疮亦自除矣。

——舌底青筋上生疮，如半粒白饭，此症惟小儿最多，或由疟后而生者，有久病后内热不退而致者，有因积滞泄泻之后而患者，有病假热误服清凉而生此疮者，统是症各因诸医不识治者甚多，每为认作心热误治者亦复不少。盖因舌底筋纹即名舌本故也，虽曰属心，其责在脾。经云：五脏皆系于舌，不独心也。舌疮则每由脾虚而致焉。有发热与不发热，有早晨不热而午后热者，有头维潮热及手足心热者，总不宜疏散及清热之药，尤忌寒凉攻下，但治法专主理脾，切勿认作为火，若妄用芩、连、连翘、木通、灯心、犀角、山栀之类，其白疮反转红色，即延烂渐大，甚至舌尖与舌傍亦发疮，连及下唇口角皆有矣。犹复认为火盛，益进寒凉，或另遇他医，亦复如是，不至危殆不休，深可叹也！其尤可恨者，既不审病源，不知治法，犹悍然诽谤理脾之非，何其冥顽之极，残忍之深，一至于此耶！是皆未究医道之原本，不学无术耳。按：是症俗名对心疮，以起初色白而论，即知属虚无疑，显然非实火也。虽经云：诸痛疮痒皆属于火，是概乎言之，非指舌疮之谓也。平日不于薛氏《口齿类要》集中详究原理及参考各家方论，徒从事于时俗之所，尚恃为专科，可以惑人赚利，吁！是乃仁术也，执是业者，安可偏执而不博约乎？

凡是疮潮热未退者，六君加归、芍、麦门冬主之。若兼便泄者，七味白术散主之。或病后脾虚者，四君加归、芍。寒热往来者，补中益气主之。若疟后兼腹膨者，异功散加归、芍主之。或咳嗽无痰、间有内热者，金水六君煎主之。若中焦虚寒，手指尖冷，面色青白者，理中汤主之。凡下焦阴火，或因寒凉过甚而唇舌反现紫赤色渴不喜饮，以及感燥气而致者，必须养阴清润，非重用熟地黄不效。方法见白腐论中。吹药用口疳散，或圣功丹，若神功丹亦可。若属上焦实热，舌胎焦黄，口渴，宜导赤散加麦门冬、丹皮、贝母、黑山栀之类，吹药则用青雪丹，或圣功丹。舌疮虽曰小疾，亦须证之以脉。若症与脉合，治得其宜，则易愈，断无症实而脉虚之理，盖是疾脉虚者，症亦虚，脉实者，症亦实，乃最易明晓之处，非比伤寒杂症之难辨也。

——舌疮最忌栗蒲刺壳煎洗，其性苦寒而味涩，未用此者犹易治。倘误用洗过，其疮即反延蔓，一时难敛，诚不易疗，尤忌以青苔煎洗。苔本阴湿而生性大寒凉，兼有小毒，若误用，致害不浅。惟桑树汁取以涂敷口疮甚妙，其性味甘和，涂之不见辣痛，且并治口糜等症。

——舌疳及舌傍两边肿疼，或舌底生烂宕疮，中间黄白，周围一线红者，皆不易治。而诸医亦不识，治无不认为心火，每用泻心、导赤，如不应，便投犀角、黄连、黄柏、知母之类，愈凉而愈遏，以致舌烂弥漫，或高肿而不能消，经年累月，变为败症者比比，良可悲夫。盖是症由于七情忧郁，肝木不舒，思虑烦闷而致者多。经云：肝脉系舌傍，五脏皆系于舌，非专属心也，故从肝治，乃得其旨。凡起初未服清凉者犹易疗，一经寒凉杂进，便难施治。若论诊治之法，起初则以黑逍遥散加丹皮，其次归芍地黄汤。其忧思郁久者，黑归脾汤去远志加丹皮。或因肝血不足而火旺者，滋肾生肝饮。木郁不条达者，滋肾疏肝饮，或逍遥散更妙。朱丹溪先生治是症，俱用甘露饮合归脾汤，可见古人亦未从心热治也。疮烂入深者，宜吹口疳散，或小八宝丹及补天丹，皆可酌用。

——牙痈肿痛，开首便用清凉降火，日久不愈，即成牙痈，转为骨槽风等候。及至延烂穿腮，诚难治者，恒多也。惟是虚实之辨，升清之法，须遵薛氏。若成骨槽风者，则依《证治全生集》法为宜。

——痄腮，初则宜散宜清，久则宜补，当于《外科大成》及参薛氏书与《证治准绳》详究治之。其外宜用雷豉、红豆研细末，以鸡蛋清调敷之。

——口内与舌，或因饮食嚼起小泡，不必以针挑破，只用两手齐缩，入衣内将裤带打一疙瘩，任其垂下，自然立消。必须心静下降，其效更速，诚奇事也。此乃理之所无而事之竟有者，曾经屡验。若性躁不宁者，则少效。如眼患偷针，以针穿红线刺于衣角，则其患速愈，与此同一理也。

——走马牙疳须辨其寒热虚实，未可执定为阳明实火。凡小儿麻痘后患此者多，每因寒凉之剂误服过分而成者亦不少。又有因牙床肿痛，妄投清凉，变为牙疳腐烂，涎流更剧，以致破唇穿腮而难治者，更属非鲜有。因嗜食辛辣炙煿之味，或服温热峻烈丸散者，亦足致此。

小儿麻痘时，未服寒凉而后患牙疳者轻，则东垣清胃散为妙。若龈腐黑焦，气息秽浊，确系实火者，可用芦荟消疳饮，火盛者加石膏、川黄连，照本科治法，或能获效。倘麻痘中清凉已甚，复因俗见痘后必要清凉解毒，于是愈凉而愈遏，以致水极似火，而牙疳之患作矣。医者犹谓毒未解尽，更进寒凉，甚至破唇穿腮，变为焦黑，延烂及面，与鼻形恶不堪，惨情已极，此医之罪也。

凡牙疳为寒凉过度而齿落，未经穿腮者，须用冯氏全真一气主之。譬如阴湿霾晦之处。须得太阳照临，始能干燥，此一定之理也。奈今时医家谁能得此三味，亦断不能作此治法，是故流毒日深，何异投井下石，牢不可破！因此夭枉者，不可胜数已。若牙疳初起，血出色淡，牙床不红紫而腐，不发热者，此虚候也。苦寒之品，毫不可犯，即用玉女煎治之，但石膏不可用重。如下焦阴火发为牙疳者，六味加麦冬、知母，或玉女煎去石膏加丹皮、石斛。吹药用口疳散、神功丹或圣功丹皆可，惟穿唇破腮者，只用赤霜散妙。又有病后牙疳，当理脾者，四君加归芍主之。

——近来人之气禀体质与曩昔迥乎相殊，即牙疳一症，有明属实火，而依古法用消疳饮及芩、连、羚羊角之类，每多不效。若不知权变，定致误事，然亦须证之以脉，如两脉迟滞，无数大之象则寒凉便不宜投，惟玉女煎甚妙。

——喉瘤与双蛾相似，蛾形圆，生于咽门之左右，而喉瘤形稍长如肉豆蔻样，生于关内之两傍，其色淡而有红丝相裹，初起疼痛不发热者，多由肺肾阴虚，热郁于肺，因多语损气，或怒中高喊，或诵读太急，或多饮烧醇及恣食炙煿之味，或七情抑郁，或酒后当风喊叫，患因各别，而证偏属虚，切不可妄施表散，更勿用刀伤破。治法：初发热者，可微疏解之，继用益气清金汤除黄芩、山栀、竹叶加生地；若质虚无热者，照前方减法加大熟地三钱。其因忧郁而致者，或用归脾加山栀、丹皮，或用六味加麦冬、贝母，吹药则用消瘤碧玉散或青雪丹。是症最难除根，微感六气便发，发不易平，却无碍于事，近来质虚者，每患是焉。或有年久肿硬难消，惟以真番硇和碧玉散，每日频点肿处，可消其半。倘治之不善，恐延烂难敛也。方载《医宗金鉴》第六十六卷，外科心法口舌部。

——青腿牙疳症，患者甚少，惟边瘴之地有之。治法亦载于《金鉴》第七十卷，外科心法。

——舌底两傍肿如豆大，色黄，初软，渐次转硬，或一边长如条形，微痛，且有妨饮食言语，论证非舌痈、舌疳、舌瘤，亦非痰包诸候，第是症知治者更少，每执心火，率主清降，或投寒凉，用泻心、导赤以及牛黄、犀角、紫雪丹之类，愈遏而肿愈甚，倍难转动，淹缠日久，因清凉之剂频多，徒使血气亏损，脾胃颓败，而终不获验，尤忌用刀。若谓血实宜决之，希图侥幸，必反成延烂，连及舌本，诚难疗救矣。此皆由不识本源，罔察虚实，拘泥于心火为患之误也。经云：厥阴脉络于舌本，手足少阴之脉，皆系于舌，舌病殊不尽属于心。于此经文可见，亟宜详审于平时，以免临症之茫然无措也。按：是症责在肝肾，或由七情抑郁，或嗜炙煿之味，或由过饮醇酒，虽似火之有余，实因水之不足故也。有初起舌底暴肿，而外边结喉之旁亦肿如痰核，渐次转硬亦痛，或肿大如覆杯而色不红，开首未服寒凉者犹易治。若经妄投而肿处反成坚硬便难疗矣。然治法只须重用六味地黄汤，大剂煎服，初起不过五六剂即除，何难之有哉？

附　录

虬村黄泰兄尊堂年五旬余，舌底右边肿起如条，长寸许，色黄微痛，不便饮食，结喉右旁亦肿如痰核，软中觉硬。初来诊治，左关微弦，投以黑逍遥散，吹以青雪丹，外敷白芥子、香附、贝母等末，继进以六味加归、芍，已痊其七八。因懒服药，迨及半月，兼气恼，而肿较甚，舌底肿处亦大，倍艰于食，即依前法，毫不效验，乃更他医。用海藻、夏枯草、香附、川郁金、白芍、当归、牡蛎等味数剂，亦不见应，复来求治，而外肿更大，如覆杯硬，且拒按，舌肿稍拱起，因专用六味熟地加至六钱，嘱服十剂，竟至七剂，内外全消而愈。前于方中加归、芍即不效，六味之妙用，其义深矣。

又

上市程治堂封翁，素喜烟与烧酒同吃，岁己未，年届七旬，舌底两旁忽肿，初并不觉妨硬，渐医渐肿硬，渐妨言语饮食，而诸医犹皆执定心经蕴热，由于火酒与烟，有用导赤、泻心者，有用黄连清心者，有用复脉饮加犀角者，有用生熟地、麦冬、玄参、连翘心、莲子心、灯心者，亦有用紫雪点者，延治一年，未见稍效，乃遇善于用刀者，硬将两边肿处切破，血流盈地，延半月竟殁。

喉部经络

咽喉 任脉至咽喉。督脉入喉。冲脉、任脉会于咽喉。足阳明循喉咙。手太阳循咽。足少阳循喉咙。足厥阴循喉咙之后，上入颃颡。手少阴支者上挟咽。足少阳之别上挟咽。足阳明上循咽。足太阴合于阳明，上行结于咽。手少阴之正上走喉咙。手厥阴出循喉咙。手太阳循喉咙。足阳明挟咽之动脉。上焦并咽以上。

嗌 足太阴脉络嗌。

会厌 厌小而薄则发气疾，其开阖利，厌大而厚则开阖难，其气出迟。足之少阴络于横骨，终于会厌。

舌部经络

舌 舌者，心之官也，中央黄色，入通于脾，开窍于口，故病在舌本。足少阴之脉贯肾系舌本。心主舌，在窍为舌。升明之纪其主舌。足太阴连舌本、散舌下。足少阴挟舌本。足太阴贯舌中。足少阴直者系舌本。足少阴贯舌下。足少阴之标在眦腧与舌下两脉。足之少阴上系于舌。手少阴之别系舌本。手少阳之筋，支者入系舌本。足太阴之筋，支者别入，结于舌本。上焦上至舌。厥阴者肝脉也，肝者筋之合也，筋者聚于阴器而脉络于舌本。其浊气出于胃，走唇舌而为味。心气通于舌，心和则舌能知五味。

齿牙经络

齿牙　手阳明入下齿中。足阳明下循鼻外，入上齿中。手阳明之别遍齿，手少阳之筋，支者上曲牙。足阳明循牙车。足太阳有入頄遍齿者，名曰角孙，上齿龋取之。齿者骨之余也。

口部经络

口　中央黄色，入通于脾，开窍于口。脾主口在窍为口。备化之纪其主口，手阳明挟口。足阳明上挟口。足阳明出于口。脾气通于口，脾和则口能知五谷矣。冲脉络唇口。

唇部经络

唇　脾之合肉也，其荣唇也。脾、胃、大小肠、三焦、膀胱者，仓廪之本，其华在唇四白。督脉环唇。足阳明环唇。足厥阴环唇内。口唇者，脾之官也。

唇舌者，肌肉之本也。

项颈部经络

项颈 督脉之别上项。督脉还出别下项。足太阳下项。足太阳循项。手太阳循项。手少阳上项。足厥阴循喉咙之后，上入颃颡。足太阳从膂上出于项。足少阴系舌本，复出于项。足阳明之别上头项。足少阴之筋挟膂上至顶。手太阳之筋，支者循颈，出太阳之前。手阳明筋，直者，从肩髃上颈。中央之脉，督脉也。冲脉上者出于颃颡。肌肉之精为约束，裹撷筋骨血气之精，而与脉系，后出于项中。

喻氏有言曰：不明十二经络，动手便错，况咽喉为关要之枢，故尤须明晰为要。兹于《类经》所集，咽喉、齿、唇、项、颈、口、舌诸经络附录于上，以备参考，庶临证不致茫然而无所措也。

《喉症白腐》例言

——是论发前人之所未发，为喉科提纲挈领，专指属虚伤燥立言，故证治在于肺肾，重以养阴清润为主，缘因治验良多，阅历不爽，乃不揣固陋，互参而详辨之，俾患是疾者，咸登寿域焉。

——凡病无不感于六气，而是症亦然，缘六气之中，惟燥之治最难，况乎燥金之发于喉，白为尤难，故集中专论伤燥之虚而不及诸候之实。其余五气感发者，俱易于辨治，或表散辛温，或寒凉清降，以及吐下等法，随治自愈，安用哓哓致辩哉？

——唯晓六淫之气为患，殊不知六淫之外犹有七情忧郁，郁久而为热为内伤，值燥金之令而发者，或本质水亏，因嗜食辛辣炙煿之味以致者。然则此二者，宜表散乎，宜清降乎，宜辛温吐下乎？抑又作为伤寒伏气乎？乃不于证之属虚、属实、属寒、属热、属燥，详察而确别之，徒执一症名为空谈，何异风马牛之不相涉也。为人司命者，贵于临证识治，权变活泼为要，不在纷纷，徒以名目炫惑也。至于小儿，虽无七情忧郁，然每由先天不足，金水失养者，亦易于伤燥也。

——伤寒伏气，考之诸书及《医学心悟》，名为肾伤寒，谓其非时暴寒伏于少阴，寒气抑郁，内格阳气，始初不发，旬日乃发，上行于咽门经会之处，寒热相搏而成，咽痛，脉息微弱，后必下利，当以辛热药攻其本病，顺其阴阳，则水升火降而咽痛自已。

按：此即少阴喉痹症也，迥非喉白之属可知。若谓伏气，惟伏寒、伏暑、伏火无容别辨，至于伏燥、伏风、伏湿，其义牵强矣。即如喻氏、陈氏大辟惊风二字命名之谬，其理可推，又何必穿凿命名，附会其说乎？所谓名不正则言不顺者，即此理也。

——羌活乃足太阳膀胱经药，直达肌表，于喉症非宜。且十二经中，惟足太阳膀胱之脉，上额，交巅，络脑，下项，循肩膊，挟脊，抵腰，结于缺盆。不循咽喉则喉患，非太阳膀胱之属明且著。况喉白之属虚燥，尤非羌活所宜投也。喻氏曰：不明十二经络，动手便错，乃有以羌活为能事者，不论虚实，一见发热，动辄用之，只皆因平日不肯详细参审而随手写惯耳。殊不知其利害，以致贻误者多矣！

——是症每误于不辨虚实，忘用表散寒凉者多。又因听信旁言指引，专科高明，遂遭固执之方之害者更多也。

——初起未服表散寒凉及升发攻下苦降药者，易治。虽属燥金，而肺肾未伤，只从本缓治，当渐愈。

——有医每遇症，无论虚实轻重，豫存自己地步，便云此症极险，万难着手，以为交代在先，如是任意妄施，动手乱挑乱刮，轻则致重，重则致危，莫可挽救，此乃不因病死，多因治死耳。及至后患者，仍复如是疗之，终不悔悟，以致一家数口，皆遭是阨者，不可胜数。因而清夜思之，无以塞责，乃声言假白腐可疗，其真白腐证，万无一生，如此不学无术之辈，犹有为其所惑而深信不疑者，不亦谬乎！

——因畏熟地如砒石及庸医诽谤之非，竟将功亏一篑之际，复为寒凉攻下，而突变舌黑如墨，气喘音哑，目直口张，以成败症者比比。此本属易治不死之症，乃遭庸医而竟杀之，殊深痛恨耳！

——《医门法律》首列医之罪过二十有五条，夏卓溪铁镜著有九，恨讵医道之难明，不特罪过日多而为恨，亦益增广也。为仁术者，当如是乎。

——临证贵于望闻问切之际，审察周详，机巧灵变，则一切自无贻误。经云：望而知之者，上工也。凡小儿伤燥发为白腐者，面色必晄白带青，鼻声粗塞，手尖必冷，右脉必数大于左，或两脉俱数无力，其肺肾阴虚无疑。先一望而消息已得，再证之以脉，而虚实立判，殊不难于施治也。何其忽略而不审辨，概用清降泻利法，执定刷板呆方，安得使人不夭枉耶？是故夏卓溪曰：医有十三不可学也，一下愚之人，必无慧思，不可学，一固执之人，必难融通，不可学，纵使熟读《灵》《素》，博览群书，徒于稠人中谈论，觉无人可及，一经临证，则旧态复萌，仍系故套呆方而已，不啻于《大涅槃经》旧医客医之说。夫旧医之治病，不别风热寒温，悉令服乳药，禁用客医之厉药。由是观之，虽谒大自在而求之，岂可得耶！

——是证或曰土凝霜卤是也。考之《素问》运气篇五郁之发，论曰：金郁之发，天洁地明，气清气切，大凉乃举，草树浮烟，燥气以行，霿雾数起，杀气来至，草木苍干，金乃有声，山泽焦枯，土凝霜卤，怫乃发也，其气五。又曰：燥胜则干。阳明所致为收，为霿雾。金燥受邪，肺病生焉。阳明燥化，施于厥阴。阳明所致，为烟埃、为霜、为劲切、为悽鸣。阳明所致为燥生，终为凉（注云）。金位之下，火气乘之，故阳明生凉，终为燥也。又曰：火郁之发，有土浮霜卤。

愚按：喉白，形色如酒坛中倾酒时浮出白腐一般，此由热郁于内，从湿生焉。因坛中沸热之气闭闷不得泄，阴气凝，则霿雾厚，即土浮霜卤之义。此热郁之属，而非燥生也。夫燥为肺金之本象，值阳明之令，感发而燥益甚，是以土凝霜卤，由燥气行，故山泽焦枯，土面凝白，卤结为霜。其发也，在气之五以上凝霜卤，较论近是，是亦缘本于燥也。然则论治当养阴清润乎？不当养阴清润乎？乃有明知为土凝霜卤，而临证仍复，茫然用药，尚习故套，是诚何心哉！若谓从俗易于近人并为行道之法门，其如苍生何吁？为人司命者，能无恻隐之心乎？

——肺实可泻，肺虚则断不可泻。白腐发于燥者，实由肺虚而致之也，故桑白皮、马兜铃之类，毫不可犯，用之速其殆矣。皆因医者，囿于所习，不肯于肺虚处考究，执定为蕴热实症治之，以此每多致误。虚实之辨，毫厘千里，焉可忽诸。

——小儿阴虚，非谓血分之阴虚，乃真阴肾水之不足也。

真阴之不足，由于赋禀之故耳。况今之禀受十有九虚，而所因实亦缘气化之薄，故燥症多本于水亏，且燥为肺金之本象，若金水相生，得浚其源而安其流，何燥之有？纵值燥令，亦无所伤，是燥之袭虚皆由真阴不足而致之也。试思论治当如之何？

论白腐证

喉间白腐一证，俗名白菌，即白缠喉是也。廿年以前，此症患者尚少，迩来染是疾者甚多，每为误治而夭者，不知凡几，深可悯也。凡大人患此症，犹易施治，惟小儿为尤难。盖因其幼小，体质薄弱，脾肾不足故也。是以小儿之白腐证，多于大人，必且传染，若治之不善，易于次第夭伤，甚至一家数口皆遭是阨。按：此症由肺肾阴虚，因以感受天时，燥金之气，即伤燥之候也。或云：伤寒伏气者，非也。有云少阴慢喉者，亦非也。又云疫疠烂喉者，更非也。但初起有发热与不发热之别，有热者重，不热者轻，即起初发热，亦切不可发表，若认作外感发热，用羌、独活，秦艽，荆芥之类，一经表散，而燥当更盛，其白腐愈蔓，其热亦愈炽，鼻孔必转塞不通，甚至音哑、打呛、气喘等症俱作，而不可救矣。张会稽曰：火得升散而愈炽。沈金鳌曰：凡喉风诸症，总不宜发表，何况白腐之属燥乎？是以发表与寒凉之品，毫不可犯，执认肺胃蕴热，又兼风邪，必先表散以为层次治法，定然贻误不浅。即如牛蒡子、射干、山豆根，本草虽载其能清利咽喉，解喉痛，桑白皮、黄芩泻肺热，桔梗开提肺窍，僵蚕解喉痹痛，以上诸品，皆系疗咽喉要药，惟白腐一症，最不相宜，倘妄用之，必变音哑、打呛、气喘而不救。若执而不悟，复认为肺热闭塞，再投麻黄、枇杷叶、石膏、犀角、羚羊角、马兜铃等味，即变胃烂发癍而毙矣。至于喉科所论，拦定风热攻上不下之语，及用紫正散以角药探吐，又有因未大解，遂用生大黄、玄明粉以下之，更速其死，是皆未探其源也。

凡症有寒热虚实之别，惟有白腐一症，虽有寒热，属实者绝少，而属虚者多。若初起见喉两旁红肿而后起白者，属实中兼虚，为易治，或误用表散及吐下法，其症必淹缠日期，及至重用养阴而后得渐痊可。若属虚证，值阳明燥金之令而汗吐下三法及雄黄解毒丸、紫金锭等劫夺之剂，一经妄投，诚难救矣。

凡初起喉间不红肿即有白腐，或厚或薄，或有如稠糊及发热者，乃最重之候。其源责在肺肾阴虚，其脉必浮数无力，手尖必冷，切不可投以表散及寒凉之品，而治法务须养阴清润，始不致误。总之，认定一燥字主治，乃活人心法也。每见误治者，必变音哑、打呛、鼻塞、痰响、气喘而殒，其为肺肾之属可知。知非肺胃风热，外因之邪，益可知也。或论既属肺燥而致，则喻嘉言之清燥救肺汤，与夫古方之泻白散，最该对症，殊不知救肺汤中有石膏、枇杷叶、阿胶，乃清肺实之热，其泻白散系驱肺气之逆而泻气之有余，惟是白腐症，乃由肺虚感受燥气而发，故此二方俱不相宜。若果肺气实者，无是患也。且历按是症，发于春秋二季，值天时亢阳之际居多，当炎暑夏令竟少，而冬燥亦有之，总由燥金之为患。然六气之中，惟治燥最难，而况发于咽喉白腐之燥乎？当知此燥之为患与他燥火诸症不同。书云：燥为六气之一，肺金之本象也。受热则燥更从火化也。燥在内则津少，烦渴在上则咽焦鼻干，盖金为生水之源，金被火烁，肾水失其源矣，安得不五内炎蒸？脏腑燥烈，虽似有余，实为不足。经云：秋伤于燥，上逆而咳，发为痿厥。可见上虚必亏于下，子母不能相生故也。又曰：肾苦燥，急食辛以润之。又曰：诸涩枯涸，干劲皴揭，皆属于燥。冯楚瞻曰：涸者，无水液也。干者，不滋润也。劲者，不和柔也。皴者，皮肤启裂也。涩者，如诸物湿则滑泽，干则涩滞，是皆爆金之化。然燥之标由于风与火，而燥之本实根于脾与肾，盖脾精不能转输，而阴精不能上奉，所以肺失化源，自见其象耳。故幼稚本质，脾胃及肾不足，感燥气而发是症也。是以治宜生津养阴，滋润为主，岂可妄施表散，而继以寒凉者乎？稽之方书，本无白腐之证，尚无是症论说，迩来患此者甚多，及至传染难已。犹之痘疹，汉建武以前，并无论到，至宋钱仲阳立说相传，而今之白腐证，亦如痘疹，随时感召而发，此亦天气悬殊之故也耶！惟是今时幼稚，禀受怯弱，娇养柔脆，先天不足，肾阴未充者，恒居多数，钱氏独具卓识，创论以六味，调治小儿，培阴以配阳，其义甚为深远。若小儿一患白腐，肺肾必然两虚，生化之源遂失，水竭则肾涸，肾涸则下泉不钟，而阳盛于上，其燥益炽，斯喉痹、音哑、痰结、烦躁、打呛等证作矣。

书云：肺为诸脏之华盖，清阳出上窍，浊阴出下窍，咽主地气，喉应天气，属乾金，为肺之系。喉以纳气，故喉气通于天，咽以纳食，故咽气通于地。又肺开窍于鼻，肺气通于鼻，鼻主天气。又精气通于天，故值天时燥气之令即从鼻入，而肺先受之，轻则发咳不已，重则发为白腐之患也。且肺为清肃之令，宜降而不宜升，况邪之所凑，其气必虚，凡肺气充实者，故无是患也。要知诸气膹郁则肺气必大虚，若泥于肺热之说，投以升提及泻利之剂，反从火化而燥愈炽，亡可立待耳。是以桔梗一味，首在切忌，古人虽以甘桔汤治诸喉患，是取其宣肺之壅实，断非指燥气之喉症也。今人不思其法，徒执此方为治喉要药，殊不知是症非喉病也，乃肺燥发现于喉也，若泥以喉风诸药治之，安得不误苍生者乎？第此症不易冒昧从事，务于喻氏及《张氏医通》与《冯氏锦囊》所论燥症门条中，参究而领会焉，庶几无舛误耳。

或曰：尽系六淫之气为患，本属不治之症。又云：真白腐症亦不可治，假白腐可疗，此掩饰之词，混入听闻之语耳。凡病兼外因无不感于六气，非独白腐一症也。若谓六淫之气皆蕴蓄于内而发，则无是症，亦无是理也。盍专指一燥字施治，则得之矣。至于真假之辨，尤属荒唐，惟有诈病为假，真寒假热、真热假寒为假，除此及真头痛之外，病何真假之有哉？或分虚实言之，未尝不可以实症白腐为易治而虚白腐为难治，是或一道焉。

有云：白腐一症，责在君相二火，必须以泻心平肝兼治，此臆度牵强之语，乌足以言医！夫二火或发于咽喉，他症者尚有之，若执此以论白腐，则大谬矣，即谓二火为患，亦由肾水之不足，肾水之不足，则由肺金失生化之源也。张戴人曰：识得标只治本，治千人无一损，斯言也，安可忽诸！尝见师心自用者，泥于君相二火，每纵用灯心、川连、龙胆草、犀角、羚羊角等味致使夭枉者比比，而犹自矜独得之妙，终不悔误，良可悲夫。

即近来患诸喉症，亦由感燥者多，非独白腐为然也。临症若不审辨，泥用风剂治之，轻则致重，重则致危，而不误者鲜矣。余经治以来，每用清润养阴法，获效甚广，遇用风药者，间或有之，而家传之紫正汤、辛乌散等方，则未尝用及，奈属实症甚稀，而阴常不足者恒多也。王太仆云：壮水之主，以镇阳光。斯义诚深妙哉！或问曰：所论白腐，由伤于燥，兼值肺肾不足，当禁用寒凉及辛散攻下等法，第见有用羌活、桂枝而愈者，有用防风、牛蒡子、荆芥、桔梗而效者，或用大黄、玄明粉而应者，或用川连、石膏、犀角而平者，复有用附子、干姜乃痊者，此亦皆治喉之法，何其相悬之若是耶？诚哉问也。凡症有寒热虚实之不同，原不可执一而论，其用辛温表散、攻下、发汗、清凉而愈者，俱是属实之症，乃喉内红肿有形而后起白腐之类，断非咽间无形之白蔓延缠喉可比。而六气之中，凡感受风寒暑湿与火之邪而发喉患者亦所时有，非止白腐伤于燥也。其感受风寒暑湿与火发诸喉肿而起白腐者，此即妄言假白腐证，易治是也。至于伤燥及肾阴不足而发白腐者，即其称真白腐证，万无一治是也。如果白腐有真假之别，则经治之间，即当分真假立方才是，何得概泥一方而统治之耶？其间岂无虚实寒热之别辨乎！试问究属风热实症之真白腐不能治乎？抑属肺肾阴亏之真白腐不能治乎？何尝分别而言焉？然肺肾阴亏之白腐，既不知治法，又耻下问，乃固执自是之呆方，照寻常诸喉患疗治，安得不误苍生者乎！

赵养葵曰：世人皆曰金生水，而予独曰水生金。夫肺出气也，肾纳气也，凡气从脐下逆奔而上者，此肾虚不能纳气归元也。毋徒从事于肺，或壮水之主，或益火之源，肺向水中生矣。唐笠三曰：水生金，乃金生水之对面，曰世人但知其一面，而不知又有彼一面也。由是类推，而白腐之伤于肺燥，不亦宜乎！善悟者，当更得其旨矣。

论 治

——是证轻者，微发于咽旁；重者，其白蔓于喉及喉管；至极重者，其白缠满肺系，以及肺内皆有，非仅现形于喉部也。是以打呛音暗，鼻塞气喘齐作，皆由白腐黏塞于内之故，所谓有诸内必形诸外者也。试思辛温表散、攻下寒凉等法，可施否乎？一经妄投，其白在内，浸淫愈甚，肺气益亏，更速其殆，不过七日发喘而毙矣。

——白腐切不可动手用刮及妄施针灸，此原属内因虚候，非风热实症之可伦。尝见有用牙片将白腐强刮，以为立时取效，希夸妙手之名，殊不知动刮之后，其白虽去，旋复萌发，必较前更剧，且刮时每致伤出血，而腐处痛益甚，症亦增重矣。因刮伤而致殒者，盖亦不少，然犹执而不改，不识从何处得来，如此神奇，竟不肯舍，即如舌疮糜烂，亦动刮之，是诚何心哉！将谓刮法易效，效捷于汤液之治，胜于一匕活人，其功岂不大哉？无如动刮之后，每多不救，吁！过而不改，是谓过矣，为仁术者，当如是乎？

——白腐不挟杂证犹易施治，倘兼他症，或发瘾疹、流丹、斑瘰，又壮热不退等侯，最难著手，须知丹疹、斑瘰有阴阳之别及虚实之分，不得执定风热实火，使用石膏、黄连、黄芩、花粉、犀角等味，一经妄投，转为内陷，必致循衣摸床，直视谵语，诸败症现矣，洵难救治。若体质属实，或口渴引饮，大便闭结，小便短少，脉数有力，审明证与脉合，舌胎焦黄，其喉间白腐势轻，而浑身丹斑之势重，色赤如丹砂，亦须养阴中或加石膏、山栀、炒芩之类清之可也。倘本质虚弱，肝肾不足，其白腐重于丹疹，两脉虚数无力，口不渴，或渴不喜饮，舌苔柔嫩无焦黄色，此乃浮游之火腾越，非实火也。书云：火之有余，即水之不足，切勿徒从事于丹疹，只须注重养阴，兼以清润，斯一举而两得矣。

——丹疹每因喉患，初起有发热恶寒之作，医者不察所因，拟为时感之症，辄误用苏叶、桂枝、干姜、附子、羌活、厚朴之类，阴液为其所灼，鼓动浮游之火，燥中加燥，以致逼出丹疹，此乃属无根之火。假使妄施寒凉，则水极反从火化，其误不浅。

——白腐发于严寒者，因寒邪蕴而为热，起初不知病由，认作感受寒邪，误服干姜葱汤，以致喉痛，发为白腐，其鼻不塞可治。若鼻塞及胸胁筑闷，则诚难治。缘肺热还伤肺也，如发热时，喉内两旁红肿而有白腐者，宜先用荆、防、薄荷、牛蒡子之类微疏解之，再用治白腐法，而患自平。若频进祛风散寒及辛温之剂，白腐未必能除，即变生他症，或且胸筑、痰鸣、气喘等候作矣。

——白腐俗呼白菌。凡乡隅小儿患此者，土人尝取树上所生湿菌煎洗，及与菌汤服之，其轻者间或有验，重者每多致误，第不识从何处传来，以菌治菌，诚可叹也。

——苏郡近出《吴医汇讲》一书，内有烂喉丹痧，论盖即吾乡所患之白腐症也。其论三则：一唐子迎川，一祖君鸿范，一李子纯修，皆云近来患者甚多，患而死者亦复不少，并易传染，方书未详言，及治亦无从措手。唐氏云：或言辛散，或言凉解，或言苦寒，俱师心自用，各守专门，未尝探其本源，乃引仲师《金匮》书阳毒之为病，以升麻鳖甲汤主之。指《内经》热淫于内治以咸寒，佐以苦甘之旨，而祖君则论是症之所来，不外乎风寒湿热，时厉之气，解表清热，各有所宜，治之得宜，当愈不移时，治失其宜，祸生反掌。若漫用寒凉，则外益闭而内火益焰，咽痛益剧，溃烂日甚。不明是理者，反云如此凉药，尚且火势勃然，犹谓寒之未尽，于是愈凉愈遏，以致内陷而毙者有之。或有议用清凉者，乃以郁遏诽之，炎热燎原，杀人最暴，此偏于散而谤诽清者之为害也。彼言散之宜，此方散之祸，彼言寒之祸，此言寒之宜。要惟于先后次第之间，随机权变，斯各中其窍耳。李氏之言，则云譬之于物，以盛火煏之，只见干燥而不知湿热郁蒸，所以致腐耳。其患之处，色白如粉皮样，或腐至小舌，鼻塞、合眼朦胧者，皆不治之症。总之，因天地不正之气，感而受之，故体有虚实之不同，即症有轻重之各异。瀚按：三子所论，皆指风热湿寒属实症而言，未尝悟及伤燥与夫肺肾阴虚之烂喉也。是故外因诸实症易晓，而内因不足之咎，人每多忽略焉。至唐氏引《金匮》升麻鳖甲汤，法分阳毒阴毒之义，亦尚未妥善也。

白腐固有寒热虚实之分，不尽属于燥之一端。有因风寒蕴蓄而发者，有受风热侵越而致者，有嗜食炙煿辛热之味熏灼而患者，有实中兼虚者，亦有虚中兼实者，有似虚而属实者，亦有似实而属虚者。证各不同，治当分辨，未可拘执呆法。至于宜表散、宜辛温、宜清凉、宜温补、宜养阴，贵在乎临证之际，机巧权变，神而明之，庶几其可耳。

方　论

——证有不同，而吹药之治亦须分别，良未可以一方而遍施也。如《外科正宗》之金锁匙冰硼散，乃治属实症之喉风，非白腐症之所宜用，且近来诸喉患用之尚不甚效，何况白腐之属燥属虚者乎？尝见治喉之辈，无论虚实，均以此丹吹之，尤有于吕雪丹中加辰砂者，殊不知焰硝、雄、砂，皆劫夺之品，岂可施于白腐烂喉之症乎！但用此药吹之，已经相反，又加之汤液，非宜，安得不夭枉人命者耶？

——白腐最忌酸咸涩味点染，如白霜梅、僵蚕、牛胆、胆矾、枯矾、牙硝、玄明粉之类。

——吕雪丹惟于红肿有形而起白者宜之。

——本科辛乌散不宜用，倘妄用之，其白腐更甚，而症反增剧矣。

——神功丹最相宜，其人中白须要经历霜雪，陈过数十年者方佳，若新者不可用。

——柳华散亦不宜妄用。

——麝香、皂角、藜芦，皆不宜用，冰片宜于少，不可用多。

——治法，凡咽内不红肿而起白者，开首必须辛凉而散，于汤液中只用薄荷三四分，不可用多，多则泄汗亡阳，反伤肺气。若现鼻塞音哑，打呛气促，鼻煽等候，而薄荷即不宜投，如辛凉不应，亦不宜再进，即当以养阴清润为主，勿论其发热与否，专养阴而热自除，喉白亦必渐减矣。虽曰方书未详言及，一经阐发明哲，又何难治之有耶？至于小儿本由肺肾不足而发是症，复为庸医妄投表散、攻下，以致肺气益伤，发喘、鼻塞、音哑、打呛而舌未黑者，惟用独参汤频进，可救一二。无奈人参近今价贵极矣，万难应用，即费去重价，亦少真者，用亦无益，医虽有方，药难应手，不亦殆哉！

内服方

养阴清燥汤　治肺肾阴虚，感燥而发，咽痛，白腐缠喉及口舌白疮，口糜唇疮等症。方虽平淡无奇，而神效甚捷，诚喉科之津梁也。老子曰：下士闻道，大笑之。不笑不足以为道。此则闻方，大笑之。不笑不足以为方。

大生地二钱　大麦冬二钱　川贝母八分　粉丹皮八分　玄参一钱　薄荷叶三分　生甘草五分

水一钟半，煎至五六分，温服。

如发热者，不必拘泥外感之有无，只照方投之而热自退。如鼻塞音微，喑气急者，去薄荷，加玉竹二钱，北沙参二钱。若舌胎黄色而唇燥者，加真钗斛一钱。肺热咳嗽加干桑叶三片。大便闭结三四日，未更衣者，加叭哒杏仁去皮、尖，研末，八分，黑芝麻三钱，或火麻仁二钱亦可。如时行燥疫，易于传染者，加陈人中黄三分。阴火盛而咽干不润者，加大熟地三钱，天门冬去心，二钱，女贞子一钱。若属体质虚弱，两脉浮数无力，或潮热不退者，去生地，重用大熟地而热自除。或白腐已减，尚有些微滞于咽间不得退净者，亦须重用大熟地至五六钱，其白即除矣。屡经效验不爽，足征责在肺肾可知。如喉白概已退净，可用炒白芍八分，甜百合二钱，以固肺气，淮山药亦可加入。

琼玉膏　此方治伤燥及肺肾不足白腐，音哑打呛，并臻佳妙。

大熟地一斤　北沙参二斤　玉竹一斤　白茯苓六两　白蜜糖

八两

上将地黄用竹刀切碎，同沙参、玉竹、茯苓用长流水入大砂锅内熬汁，以熟地汁尽渣枯为度。再过滤，力绞去渣，加白蜜再熬成膏。另置净瓶内，以蜡封固悬水井中一昼夜，取起，再隔水煮半日。每用开水点服，神效非常。切勿因平淡无奇而轻视之。

两富汤　此方金水相生，治白腐音哑，甚妙。

大熟地一两　大麦冬一两

取长流水与井水各半，煎浓，徐徐服之。

两仪汤　治白腐打呛，音哑气喘等候，莫妙于此方，真乃救危之法。未误服表散辛温之剂者，均可以挽回。若经误投，虽用此亦无能为矣。

人参　大熟地

用长流水煎服。或加麦冬亦可。

甘露饮　治喉白咽干不润，咳嗽唇燥，舌干等候。

大熟地三钱　大生地二钱　玉竹三钱　大麦冬去心，二钱　天门冬去心，一钱　马料豆二钱　炙甘草四分

是方得人参更妙。井水二钟，文火煎服。

证治总不外乎辛凉养阴清润，若稍兼疏表，不惟不效，且反增剧。亦有初起即不宜辛凉，遂当养阴者，种种权变，须存乎其人，非呆法可定也。

吹乐方

圣功丹 治咽痛白腐，糜烂，口舌白疮，口糜，唇疮舌烂，舌根白疮诸症，并臻神妙。

青果炭一钱 凤凰衣一钱 儿茶一钱 川贝母去心，一钱 黄柏八分 薄荷叶八分 冰片五厘

上各药，另为细末，绢箩筛过，再为和匀，加入冰片同窳，收固，勿使泄气。每吹少许。腐烂重者，加人中白二钱。

神功丹 此方亦妙。

人中白煅，二两 川黄柏六钱 真儿茶六钱 漂青黛六钱 薄荷叶六钱 真梅片六分

上各研极细，过筛，将分两称足，和匀，再加入冰片同窳，收固。

秘妙丹 治喉烂、白腐、口疮等症。

大蟾蜍一只，于端午日取，系悬于阴处，俟干，置阴阳瓦上，以文火炼酥，不可炙焦。研极细末，略加冰片二厘窳匀，收固，每吹少许，甚妙。

药 性

不宜于白腐烂（共六十八种）。

——羌活。凡喉风诸症，首在切忌，于白腐尤属不宜，盖

羌活乃手足太阳引经之药，散肌表寒邪，利周身疼痛，与喉患全不相涉，何必表及无辜？而今时之医，一遇喉症，动辄用之，以致症之转重而不能收功者有之。犹执迷而不悟，遇后来者，仍复用之，洵可叹也！善治者，无论风寒发热之与否，从未用及，使其有热自退，且喉患易愈，亦不愆期，岂不更妙乎？

——独活。入肾与膀胱两经，专理下焦风湿痛痹，亦非喉症之所宜投也。

——秦艽。本入阳明清火药也。治风寒湿痹，利小水，解温疫热毒，或牙痛、口疮、发热者可用。

——桔梗。疗诸喉风相宜。一兼虚候，则当慎用。至于白腐证，大相径庭。盖其有升无降，开提肺窍，能载诸药上行，其肺实者固可用，而肺肾阴虚之白腐证，则不宜升提开窍，犯之必反剧。犹有不识病者，辄妄用至二三钱，以致肺气益亏而愈闭，乃覆加石菖蒲以助之，其不殆也几希！

——射干。苦寒，有毒。本草虽载为治咽喉痹痛要药，疗实热症则可，若实中兼虚者，即不宜施用。至白腐之患，又岂苦寒有毒之味所能疗者耶？

——山豆根。大苦寒。固有治咽喉之名，或于实症喉痹稍可，若论白腐，本属肺虚燥症，岂可妄投？亦不宜与射干之苦寒并用，识者当慎之。

——桑白皮。为西方之药，甘辛微苦而气寒，仍泻肺实之火，虽清肺止咳喘，然亦非白腐所宜。张会稽曰：既泻肺实。又云：补肺则未必然。李士材曰：古称补气者，非若参、芪之正补，乃泻邪所以补正也。愚者信为补剂，而肺虚者亦用之，大失桑皮之面目矣。且市中近来所货者，每以山楂根充售，更不相宜其真伪，尤不可不辨也。

——荆芥（又名假苏）。乃解肌发表、退寒热、清头目之药，亦称利咽喉，惟于白腐不宜，不可因利咽喉而遂用之。即荆芥至贱之物，亦有假者，或云野苏为之。

——龙胆草。大苦，大寒，肝胆经药也。时珍曰：相火寄在肝胆，有泻无补，故泻肝胆之热正益肝胆之气也。但大苦大寒，过服恐伤胃中生发之气及助火邪，亦久服黄连，反从火化之义也。虽疗咽喉风热，切不可投于白腐之证。

——黄连。大苦大寒，为治实火之主药，惟于喉症不可妄用。

——黄芩。苦寒之品，入心胜热，解瘟疫，清咽喉，疗肺胃实热。时珍曰：肺虚不宜者，苦寒伤土，损其母也。白腐症庸可施乎？

——白前。治肺气壅实，胸膈逆满。虚者禁用。

——灯草心。泻肺热，降心火，治五淋，除水肿，惟烧灯心灰能疗喉痹。勿因其泻肺热而用入白腐诸症。

——地骨皮。苦而微寒，乃退阴虚血热有汗之骨蒸及肺肾胞中阴虚之伏火，亦能滋水养木。于白腐虽无碍，然可勿用。

——天花粉。味苦寒，气味颇轻，最凉心肺，善解热渴，亦不宜于白腐。

——连翘。苦辛微寒，手足少阳阳明、手少阴之药。泻心经客热，降胃湿热。诸疮痛痒皆属心火，故为疮家要药，惟白腐不宜。

——猪苓。开腠理，利小便，并非疗咽喉之品。

——僵蚕。为厥阴阳明之药。散风痰，治风热喉痹。但味辛、咸，性温，有小毒，不利于白腐症。

——牛蒡子（即鼠黏子，又名大力子）。辛温，入肺，利咽喉，消斑疹，善走十二经，而解中有散。凡喉间红肿有形起白者可用。一属虚证即不宜投。

——茵陈。乃太阳经药，善治黄疸湿热，岂可投入白腐症耶?

——细辛。气温大辛，为手少阴引经之药。开关通窍，治风寒喉闭，虽曰少阴之脉循络咽喉，而肺燥咽痛及白腐症皆不可用，因其辛散太过，涉虚者尤为不宜。且北细辛真者甚少，或云苇芦茎充之。

——枇杷叶。苦辛平，肺胃药也。虽清肺降火，除痰嗽，止呕哕，然亦非白腐之所宜投。

——茜草（又名过山龙）。色赤入营分，味苦性温。行血滞，通经脉活血，与红花相同，而性更通利。凡喉肿色紫，热在血分者宜用，其余诸喉患，慎勿浪投。

——紫荆皮。苦寒，无毒。破血消痈肿，然不宜于肺虚诸喉患。奈今时诸治咽喉者无不用及，殊可笑耳。

——款冬花。辛而微温，入手太阴经。能温肺气，故疗咳嗽惟是。辛温肺寒则可用，而白腐兼嗽即不相宜。

——菖蒲。味辛性温，心肝药也。行滞气，开心窍，明耳目，通九窍，出音声。《仙经》历称菖蒲为水草之精英，神仙之灵药，但白腐之音哑，乃为表散及寒凉之品伤伐肺肾而然，非风热闭塞于肺也，岂可因其能出音而妄施用耶?

——羚羊角。咸寒，属木，善走少阳、厥阴二经，故清肝定风于咽喉，诸症无所用。

——犀角。苦辛微甘，气寒，专入阳明。清胃火，亦凉心泻肝，能解大热与风毒、阳毒，切勿妄施于喉患诸症及白腐发斑。仲景先师有云，如无犀角，以升麻代之者，以其功皆升散也。今人但知犀角之善于解热，而不知犀角之能升散尤峻速于升麻也，可不审慎以用欤!

——石膏。甘寒，善祛肺胃三焦之火，尤为阳明经实症之要药。若白腐兼发流丹斑疹者，切勿轻试。

——大黄。苦寒，足太阴、手足阳明、手足厥阴五经血分之药也。有毒，性极猛烈，故有将军之号。推陈致新，直走不守，清实热，行瘀血，破结聚，本血分之药，若于气分用之，则未免诛伐太过矣。乃治伤寒及瘟疫实症之品。考之诸本草，并未载其治咽喉痹痛，尤于白腐大不相宜。尝见潘某治各喉症无不用之，是诚何心哉！

——木通（又名通草）。味苦气寒，心包络、小肠、膀胱药也。能利九窍，宣血脉，消水肿，通关节，虽有清火退热之名，然后喉患不可妄投。

——赤小豆。为消热毒利水之品。白腐症则最忌利水也。

——升麻。微苦，气平，微辛，乃脾胃肺与大肠四经之药，取其升散提气，解肤腠风热斑疹，引石膏除齿牙臭烂肿痛。若上实气壅，诸火炎上，肺肾不足，水火无根及白腐等症，则皆忌用。

——土牛膝。苦辛，微毒，捣汁和入乳，疗风热实症，喉闭，能取吐痰涎，立即开关。其余喉患切勿用之，徒伤元气，并见不效。

——马兜铃。若寒气薄入手太阴肺经，苦降之品，清肺热促，止咳嗽喘促，体轻而虚，与肺同象，故专司肺实喘嗽，以清热降气为功。若属肺虚喘嗽，非所宜也。

——麻黄。辛甘而温，微涩，入手太阴、足太阳二经。去营中寒邪，善达肌表，走经络，达表，散风邪，祛肺中寒郁而开闭，通利九窍，为散寒邪之要药也。白腐症属肺虚燥热，因误投表散及寒凉之剂，以致喘促，医者不悟，复认为肺热，继用麻黄，肺气即绝而毙矣。可不慎欤！

——蝉蜕（蜕，一作退）。甘咸而微凉，得土木余气所化，餐风吸露，其气清虚，乃疗属实之风热而开腠理。能出声音者，轻可去实之义，治风热闭塞之音哑耳。至于白腐之音哑，更非蝉退所能疗，虽曰金空则鸣，盖因肺阴亏而遭误治之故，岂不知声音出于肾之本乎！

——半夏。味大辛，微苦，气温有毒。其质滑润，其性燥湿，入脾、胃、胆经。生嚼戟喉，制用下肺气，开胃健脾，消痰止咳嗽，除呕吐、反胃，散风闭喉喑。成聊摄云：半夏辛而散，行水而润肾燥。好古曰：半夏能泄痰之标，不能泄痰之本。泄本者，泄肾也。咳无形而痰有形，无形则润，有形则燥，所以为流湿润燥耳。以半夏为肺药则非矣。喻嘉言曰：半夏能和阴阳。李时珍曰：惟阴虚劳损，非湿热之邪而用之，是重竭其津液，医之咎也，岂药之罪哉！试思白腐之燥宜乎不宜。

——旋覆花（即金沸草）。甘咸微温，入肺与大肠二经。通血脉，消结痰，祛痞坚，凡气壅湿热者宜之。若气虚及肾阴不足，皆所忌用。

——苦参。乃治恶疮痈肿之品，并不能疗咽喉白腐等症。

——葛根。辛甘，气平，寒，阳明经药也。轻扬发散，主头额疼痛，解肌止渴，宣癍发痘，消毒解酒，虽善达诸阳经，而阳明为最，以其气轻，故功在于解表发汗。用此以治喉患似大非所宜。

——马勃。辛平。轻虚清肺，解热散血，治喉痹咽痛，鼻衄失音等症。此乃疗属实者之用，故普济消毒饮内用之，殊非白腐、咽痛、音喑所宜。外用敷臁疮颇妙。

——山栀仁。苦寒。清心肺之火，除热郁，通五淋三焦火郁。因其味降，亦泻肝、肾、膀胱之火，虚寒者则大非所宜。

——夏枯草。苦、微辛，独入厥阴，善解肝气，消瘰疬，散结气，止目珠痛，开郁疗乳痈，并非治喉之品。

——柴胡。苦、微辛，气平，微寒，入肝、胆、三焦、心包络四经，其性凉。故解寒热往来，肌表潮热，少阳头痛，肝经郁证，温疟热盛，平肝热口苦。总之，邪实者可用，属虚者非宜。张会稽曰：柴胡，大能泄气，凡阴虚水亏，孤阳劳热者，不可用，恐损营气也。王海藏亦曰：苟无实热而用柴胡，不死何待？

——前胡。苦降，微寒，肺肝之药。散风祛热，消痰下气。二胡均为风药，但柴胡主升，前胡主降，质性迥异，何能混合？近见时医，二味每并用之，讵非欲北其辙而南其辕？殊属可笑。

——川芎。辛、微甘，气温。其性善散，乃血分药也，能通血海。多服令人走散真气，致使暴亡，若三阳火壅于上而头痛者，得升反甚。今人不明升降之理，而但知川芎善治头痛，谬亦甚矣。即如喉科之开关散为川芎、白芷二味，取其提劫之功惟是。近来诸喉患多兼虚燥，又岂可妄施也耶?

——白芷。辛温气厚，手阳明引经本药也。其气辛香达表，逐风寒邪热及肺经风热，治疮疡排脓，止痒痛，疗头痛，通九窍，大能发汗。亦治蛇伤。

——青苔。大苦寒，得阴湿而生，有小毒，惟治下疳，取而煎汤洗之甚效。辟蜈蚣伤。近有好奇者，每用以煎水洗口舌生疮，遏毒戕胃，贻误非浅。附案：辛酉年秋日，高族侄务农偶受风热，齿痛及咽疼，素性悭吝，视财重于命，不肯服药，自饮石膏汤二大碗，复取青苔煎汤，含于口，齿内患未见平，而已昏沉不省人事，势将殆矣。亟延余往诊之，两脉濡弱无力，乃投以养阴重剂，渐及甘温之品，调治月余，始能痊健，反耗去多金焉。

——栗蒲刺壳。苦涩而凉，陈者尤甚。近来人之气体渐弱，所有口疮、舌疮、口糜诸症，皆不宜用此煎洗，不识者，每为所误，以致口舌疮愈蔓延，至及于咽喉上颚，更有转为白缠喉而伤夭者，已不止数觏矣。余尝治口舌各疮，其未用此刺壳洗者易疗。倘经洗过数次，便难应手，曾屡试验不爽。即此一味，误人最多。盖由于乡曲农夫暨妇人等类多惜费，竟喜此种简便，而不知此苦涩之为害无穷也。以上诸品与白腐之属燥兼肺肾不足，以及口舌生白疮诸症，皆不相宜之味，奈泥古不化及一知半解之医，遇症每率用之，施施然夸为得法，因此被误而夭枉者甚多，殊深恻悯，故特表而出。

宜用药味列后

——生地黄。甘寒气凉，入心、肾二经。养阴除热，为喉科要药。但性兼破血宜少用。

——熟地黄。甘温微苦，功用尤宏大。补气血，滋培肾水，填骨髓，益真阴，专补肾中元气。凡诸真阴亏虚，有为发热，为头痛，为喉痹，为气喘，为痰嗽，或虚火载血于口鼻，或阳浮而狂躁，或阴虚而火升者，皆非熟地不可，得甘草能开胃进食，诚为药中之上品，并治喉患之神丹。《群芳谱》又载其能治肺损、牙宣龈露、跌扑损伤。嗟乎！熟地之功，其不申于时用者久矣。尤见畏忌于今时诸医，既不善用，犹执此而诽谤之，殊深可恨耳。均按：郑君此数言，矫枉过正，不免偏护熟地太甚，今人何尝不重用之？其偵者，每逢人病将愈，不问其体质何如，动以熟地加入方中，为调理之需，率损多而益少。余所目击偾事者比比。如光绪辛卯壬辰之间，此风最炽，犹记一族嫂，于春初产后去血过多，势甚萎靡，一老医不审其虽虚而兼有外感，遽投大剂养血，用熟地至五六钱，服下则饱闷不欲食，二剂则痰壅气闭而殒。又旺山石姓，一男子年未五十，务农操劳，初夏偶患湿疟，邪未清以药截之，致倦怠减食，肩发烧热，有一医谓为服田辛苦，虚热可虞，疏一金水六君方与之，嘱以多服兼可延年。甫进二剂，即见腹膨气逆，食少便溏，急趋询医，云系初服病行为吉征也，仍劝多服。乃再三四剂，逐渐加剧，卒成水臌，未半月，腹脚流水而死。迄光绪末年，有一族祖叔母，高年偶患外感，病匪沉重，邻村一老医诊之，谓宜先扶正而后驱邪，投以八珍合逍遥方法，重用熟地，服下忽变昏迷气闭，热反内陷，急延柯君挽救，已无及矣。嗟嗟！此三人者，皆以熟地戕命。盖药各有所主治，不能拘定成见，谓此为良，谓彼为劣，总要审症周详，然后用药必当，乌喙亦能愈疾，参、芪何不杀人？况熟地滋腻之质，其能一无偏弊乎！不过，白腐一症，实恃为济生神丹，郑君之言固不谬，而不可概乎别病也。

——玄参。苦甘微咸，气寒。能滋阴清火，不独入肾，亦走肺脏，故能退无根浮游之火，散周身痰结热痈，逐头项咽喉痹痛，解斑疹，理心内惊烦，主用繁多。

——贝母。苦寒，气平。凡用必须川产者良。其味甘、微苦，气平，不寒。除肺热，降胸中热结，祛肺痈、肺痿、痰脓喘嗽，清咽喉，润肺燥。至于土贝母、浙贝母，大苦、性寒，气味俱厚，惟不宜于白腐之症。

——知母。苦寒，气味俱厚，为肾经本药。兼能清肺止渴，去喉中腥臭，退阴火，肃清龙雷，去膀胱肝肾湿热。

——麦门冬。甘而微寒，肺经药也。其味甘多苦少，故上行心肺，补上焦之津液，清肺中之伏火，益精滋阴，泽肌润结，泻热火而益元气，滋燥金而清水源，肺干咳嗽，消痰补怯，诚为要药。治肠燥便结亦妙，盖以肺与大肠相为表里之故。

——天门冬。甘苦而寒，肺肾之药。清金降火，益水之源，故三才丹中用之。

——葳蕤（即玉竹）。甘平入脾，柔润入肾，故能补中益气，逐热除蒸，治风淫湿毒，止头痛、腰痛、目疼皆烂，大有殊功。

——丹皮。辛、苦，微凉，气味轻，俱入足少阴及手厥阴。清肝肾之虚热，但其微凉而辛，治白腐亦颇宜。

——火麻仁（即黄麻）。甘平，性滑。润心肺，滋五脏，利大肠风热结燥。凡当润下者，用此最妙。胡麻仁，如栗色，名鳖虱。胡麻主治亦同。

——女贞子。苦凉而平，养阴气，平阴火，清肝火，明目，疗阴虚喉痛。于白腐亦宜。

——白芍。酸而微苦，性颇寒，气薄于味，敛降多而升散少，为肺脾行经药，入肝脾血分，泻肝火，固腠理，退虚热，消痈肿，敛疮口。凡喉患开首缓用，恐其酸敛也。

——沙参。微甘，微苦，气味俱轻。性微寒，补阴清肺，排脓消肿，除邪热，凉肝，补五脏之阴。南沙参兼清散，勿用。

——茯苓。甘淡而平，补中开胃，利水化痰，淡渗上行，生津液，开腠理，滋水之源而下降。用人乳拌匀，蒸晒，炒过，更佳。

——叭哒杏仁。味甘而美，味厚于气，无毒，入肺胃、大肠。宁嗽润肺，亦润肠化痰，解喉痹。

——黑豆（即马料豆）。甘寒，色黑，属水，似肾。肾之谷也。补心肾，散热祛风，解毒消肿。

——种野料豆。更佳。畏五参、龙胆、猪肉，得杏仁、牡蛎良。

——桑叶。甘寒，手足阳明之药。凉血清热。经霜者疗嗽，若音哑勿用。

——当归。甘辛而温，入心、肝、脾三经，血分之药。凡喉患属血虚者，佐白芍治之，效。但不大宜于白腐，因其辛温而散也。

——百合。甘淡，气平，功缓。益气润肺，除嗽，解喉痹、乳痈，润大小便。又一种味苦者，不宜用。

——山药（原名薯蓣）。甘平而淡，微涩。补脾肺，益肾涩精，养心神除烦热，治诸虚百损，须选怀山药之肥白者乃佳。其建山药，味苦气烈，不合于用，尤不宜于白腐。

——甘草。气平味甘之品，合土之德，故独入脾胃。稼穑作甘，土之正味，盖土居中而能兼运乎五行，可升可降，可内可外，有和有缓，有生有克，有承有制，有补有泻，善于解诸毒，祛热邪，坚筋骨，建脾胃，长肌肉，随气药入气，随血药入血，无往而不可，故称为国老。凡生用则凉，炙用则温，尤能助熟地疗阴虚之危。

——金钗斛。甘淡而力薄，性轻清和缓，有从容分解之妙。能养阴退火，除烦清肺，逐邪热，平脾胃之火，去嘈杂善饥。

——沙苑蒺藜。甘温，入肝、肾二经。益精补肾，止腿痛遗泄。凡喉患后，用佐调理甚良。

——黑芝麻（即巨胜子）。甘平。补中益气，养肺润肠，逐风湿，填脑髓，久服延年，疗白缠喉最妙。

以上诸品，均纯阴至静之药，乃喉患之所必需，用得其宜，何异神丹九转？第今时之人，肾阴不足者居多，是以喉患属虚者，比比如此。故治法须兼顾养阴，若拘于俗见，徒从事表散寒凉而不误者鲜矣。

附见：

铜绿（即铜青），酸平，微毒。治风烂泪眼、恶疮、疳疮、妇人血气心痛，吐风痰，合金疮，止血杀虫，用醋制，刮用。自然铜，辛平，主折伤续筋骨，散瘀止痛。火煅醋焠七次，研细取用。

均按：此二味并非治喉之品，即吹药内亦不宜入，不知何故，羼入编末。或系钞书者误摘于此耶？抑不知前所列忌用药品下注明六十八味，数之不足，当经错落此二味，属于前而补于后耶？然于书意旨无妨，姑仍旧贯录存之。

自制医说

医道之不明也，久矣。语云：医道通乎仙道，以之寿世，功莫大焉。奈何？今时之医，直入于鬼道，非道之有鬼道也，以人之有诡道耳。既诡于道，即不轨于道，不轨于道，则道不行，道不行，计思所以行之，不得不诡于其道。入于诡则出于轨，是轨之紊于诡也，因而为诡道轨。夫天有好生之德，天道也。医具仁人之术，人道也。求其道于天，人加意于《灵》《素》轩岐之蕴而轨道彰焉，安有所谓鬼道者哉？人惟日与诡习即日与轨远，与诡习则鬼道益工，与轨远则诡道愈甚，失其光明正大之轨，趋为逆情干誉之诡，而甘入于鬼道焉。噫！以通乎仙道之轨，易为诡道之鬼，此道之所以不明也。可慨也夫！

嘉庆八年，岁在癸亥，孟秋月上瀚枢扶氏识于十琴轩。

民国十二年，岁纪亦在癸亥，暮春多雨，索居岑寂，愁闷丛生，爰检阅藏帙，得此道光元年岁次辛巳吴季儒手钞郑氏喉科秘本，因重录之，更讶其岁纪相值，余生年亦为辛巳也。是宝册宜有异征，立夏夜钞竣。叔和记。

此歙西郑氏世传喉牙科方钞本，我家得自莲川周丈邦彦，同治纪元，兵戈纷扰，米斗钱二千文，时拥厚资，有持此册求售者，云举家虽已二日未得食，此宝则非百金不换也。丈慨然以米二石易之，珍逾拱璧，莫肯示人。后营业失败，境日窘促，乃携以见先君子曰：身老家落，宝不能藏，然不甘贬价求沽，感君知己，聊以为赠。虽未言价，而索价之奢，跃然言外。先君子爰以番饼五十元酬之。时我家无习医者，庋置箧中，几饱蟫蠹。光绪甲午，五兄石农偕妇寄居其外舅程金门先生家，一日驰书来里，言其妇患喉症甚重，其外舅亦祖传内外科甚精，治之转剧，遍延诸名宿暨歙东外科程炳文先生诊视，皆愈治愈甚，刻已水浆不入，僵卧经朝，已料理衣榇，决无生望矣。先君子忽然忆及此书，命均检出，一翻视曰：得无所患为白腐乎？立刻饬族兄观水星夜赍往，即照书中养阴清燥，原方重剂与服，勉为灌下，未周时，即大霍然。次早族兄回，已自起治事，并进泡饭两碗矣。嗣云：传染十数人，或有轻重，而照此治之辄愈。其前因此殒命者，盖三人焉。越二年，兄返里行道，遂以此症擅名，救活重险之候，计十余云。柯君泽舟与均称莫逆，言业医半生，未大负疚，只一族妇患白喉，比时未得此书治法，率以普通疏风清热之品投之，卒以不救，深觉歉然。余因录副本赠之，伊因谓余此举为大功德，医者本以利济为天职，曩昔中国陋习相仍，得有妙技良方，率取秘密主义，神异其说，勒取多资，均私尝窃鄙之。自恨僻处山县，环境荆棘，口钝词讷，不克出与当世贤智周旋，忧病交迫，未老先衰，真是枉生人世也。年来亲友劝迫悬壶于里，虽切济人之诚，而乏眩人之术，直道难行，自责亦自哀焉。兹见杭州三三医社广告征求秘籍，仁义存怀，恫瘝斯民，天下有心人俱当倾倒矣。均感佩之余，怅然未由接近，只得心神驰慕而已，适于月前录此副本，成于仓卒兼愁闷中，谬错未及纠正，觍以寄呈，愿大加删润而推行之，俾患此者无夭扎之虞，贵社前途幸福无量。

癸亥阴历六月一日，草草跋此，以志原委，而留爪泥。叔和谨识。

按：《陈修园医书四十八种》中有言白喉者寥寥数页，云当养阴，与此颇合，著者托言乩仙，语简而不精，且中杂用疏散，恐遵之难收实效，不及此之精当详明，百利而无一弊也。

跋

丁巳之秋九月念六，余妾洪氏，忽然喉症乍起，白大若钱，寒热交作，手足如冰，次早延医，服牛蒡、甘、桔而未解也，再服病益进。别延友人，紫正地黄汤。又延友人，羌活大黄汤。月至朔而命殂矣。或曰：此恶症也，古无治法。或曰：此真证也，百不一生。予悲之，天之酷人太甚也。诘朝枢扶叔祖慰我，予具以告。叔祖曰：燥也，死于命，非死于病也。子悲何补哉？夫医者，理也，风胜湿，火就燥，燥虚火而非实火也。子喻五行者也，反生反克，知乎？无水不生，非土不养，水燥则涸而木死，木燥则枯而火死，火燥则烈而土死，土燥则崩而金死，金燥则顽而水死，生机熄矣。其见症也，不亦宜乎？经曰：燥以润之，不有润也，不死何待？时志之，不敢忘。越数日，小女未周岁而症作，即延治，七日而满口之白腐顿消，成败易势，得失相反，始信斯症之不恶也，治有治法也，证无真假也，一生百生也，我叔祖之言不爽也。今壬戌仲冬，集稿成箧，授予读之，竟其委，清其源，不觉言之娓娓，道之津津，此非一朝一夕之故，其所由来渐矣。其论确，其见真，其功深，其心苦。其论确，故要言不烦；其见真，故取效甚速；其功深，其心苦，则叔祖之笃信好学也。世之咄咄以为恶症者，不且共登衽席而享寿域乎哉！当时同证三人，二俱不可死者，竟六七日而偕亡，惟小女未周岁而独存，吁！不遇枢扶叔祖，命也。居今思昔，为之尽然，爰跋于后，后深感一线之生云尔。

时嘉庆七年岁在壬戌孟冬月，上浣双桥莲湖居士谨识

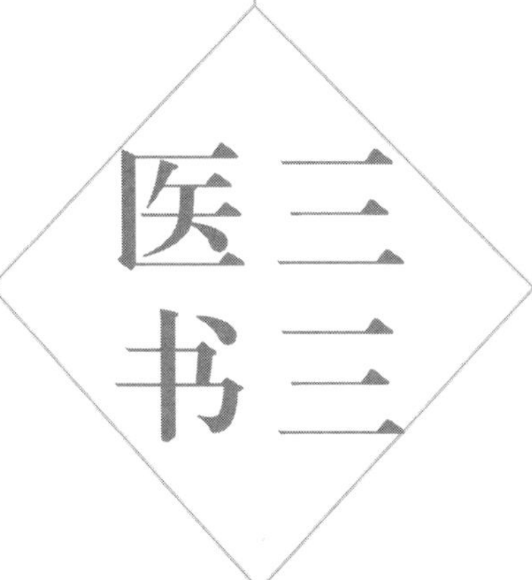

喉科秘诀

破头黄真人　撰

提要

《喉科秘诀》二卷，为大埔社友何约明寄自槟榔屿者。原著者题破头黄真人，经宫兰翁、姜白石二君传述，为曹炳章君评阅。何君弁言曰：余家四世业医，先代有游惠阳者，有游闽峤者，足迹所及，交游以广，留传医籍，大都先贤遗著。兹所检得一帙，亦属罕见之作。得此孤本读之，觉全书撷精摘粹，别具深心，要语不烦，切于实用，洵为初学之津梁，而喉科所必资为参考者之书。

弁言

破头黄真人者，不知何许人，所传《喉科秘诀》一书世鲜能知，而宫、姜、周三先生者，亦不可得而闻焉。余家四世业医，先代有游惠阳者，有游闽峤者，足迹所及，交游颇广，留传医籍，大都先贤遗著。兹所检得抄本一帙，亦属罕见之作。晚近喉科之书，如郑梅涧先生《重楼玉钥》，张善吾先生《白喉捷要良方》，杨龙九先生《囊秘喉书》，吴氏之《咽喉二十四症歌诀》，张氏之《咽喉七十二症图说》，曹炳章先生之《喉痧证治要略》，张若霞先生之《通俗咽喉科学》，于喉科症治，类多阐发。然得真人之孤本而读之，则撷精摘粹，别具深心，要语不烦，切于实用，洵为初学之入门，而喉科所资，为参考者也。是乌可任其湮没而不彰欤？爰亟校录一册，邮寄医社裘公吉生，俾刊传于世，公之天下，并此数言，聊志颠末云尔。

时中华民国十有一年八月十八日大埔何光约明谨书于南洋槟榔屿大山脚杏和堂医寓

例言

——是书原寄绍社刊行，因前稿被邮局失误，爰将原稿重加删补，期于完善，转寄社友曹炳章先生鉴定，以昭郑重。

——是书校录，前后二次，凡三易稿。原本鲁鱼亥豕，误点殊多，不揣鄙陋，妄有僭改，并加按语，阅者谅之。

——是书方药，尚嫌驳杂。盖喉科最忌辛燥，删去一二剽疾之品，其余悉仍其旧，以存庐山真相。至于加减变通，是在明者师其意，勿拘其方可也。

——是书喉风症名与他书间有不符，当参考《重楼玉钥》，庶相得益彰。

中华民国十二年十一月廿二日，编者再识

目录

喉科秘诀　卷上

破头黄真人原著

宫兰翁传述　　大埔何光编录

姜白石传述　　四明曹炳章评阅

周诗参订　　绍兴裘吉生校刊

喉科大要，须辨内外二因及明五行生克。如外感六淫之邪，痰火上壅而为病。内伤饮食煎炒，热伤肺胃及房劳伤肾，郁怒伤肝。其中五脏生克，如金克木，则宣其肺，当补其肝，木得和而病即安。木克土，则宣其肺，当补其脾，土得安而病自愈。土克水，则宣其脾，当补其肾，水得润而病自已。水克火，当滋其肾，而养其心，火得暖而病自痊。火克金，当泻其心，而补其肺，金得润而病自除。故病有浅深实虚，必究其因而治之。爰定神、圣、功、巧四字，随证化裁可也。

神字号玉华散

专治咽喉三十六症，一切鹅肿并用之。

血竭三钱　白矾一两　芒硝一两　乳香五钱　没药五钱　硼砂五钱　雄黄三钱　麝香一分　冰片五分

共为细末，秤过，每两加入胆矾一分，俱系生用，不须制。

歌曰：血雄三钱麝一分，五钱乳没硼砂同，矾硝一两一分胆，片脑细末用五分。

圣字号通利散

治毒气秘结，大便不通，原名败黄散，有泄者当忌之。

白矾五钱　芒硝三钱　雄黄三钱　巴豆一钱，去壳，净油

共为细末，看病浅深，一遍或用三匙调和，温服。取其通利大便二三次，看患者虚实用之。或炼蜜为丸，如龙眼大，调温汤下，取泄立效。

歌曰：败黄巴豆散，油壳去一钱，雄硝三钱足，矾是半两间，炼蜜为丸用，通利病即痊。

功字号积雪膏

量病轻重，用前神药末，加入胆矾五分。若出脓，加入熊胆一钱。若病人沉重，喉窍俱塞，可入一钱；轻者可用二三分。若病人心烦颠倒，口出鬼言，可入朱砂五分，竹茹五分即安寝。

巧字号定风针

巧者，取针去血，并无乱刺，当针则针，不当针则止。遵

范九思之针灸法，看病深浅如何，随证变通为巧。若浅者、虚者，偶然针愈，不知针之毒随，或反害者有之。宜针不宜针，可自斟酌为之。鹅疮有黄白者，头上可针破，敷神药末捕脓。血出者，不可乱刺，不用神药末，用真喉末可也。

——病者如喉中忽然生单鹅或双鹅，多起于睡醒觉之，或起了，二三日微碍，遇热而触动，即时碍气难吞，牙关紧合不开，将神药末一匙，挑入牙关内，左右俱用药二遍，痰即开。一刻间，再吹神药末，含得为水，先遍咽下，含次遍为水口吐撒，再用药三遍方可。看内病如何。若疮形红肿，只用神药末吹之自消。如潮热憎寒不退，急用通利散三匙泻之，用连翘消毒饮数服。不拘时候，时时服之，败其毒也。

连翘消毒饮

连翘一钱　升麻五分　防风五分　荆芥四分　僵蚕一钱　全蝎四分　牛蒡五分　白芷七分　黄柏一钱　黄连一钱　桔梗五分　薄荷五分　甘草五分

水二碗煎服（炳章按：如舌尖赤，喉间赤或紫，午后疼痛增剧，便燥结，虽有身热，宜辛凉横开，如升、防、僵、蒡、白芷，皆在禁例）。有热加柴胡（炳按：柴胡宜改桑叶）七分，黄芩七分。有痛不止要加乳香三分、没药三分。小便不通加木通七分，车前子七分。有痰盛者加半夏七分，瓜蒌七分。

——病喉内生鹅，烦热憎寒，内如粟壳，黄疱疮连烂口舌，即用神药末吹鹅中，此是毒风之极。然亦无妨，只须五六日，迟退痊矣。脉浮洪者，宜用败毒散服之。若脉沉实，用败黄通利散三匙。脉浮洪或沉有力，俱无害。

败毒散

牛蒡七分　荆芥五分　元参一钱　赤芍五分　柴胡五分　桔梗一钱　甘草五分　白芷五分（炳按：柴胡、桔梗、白芷，辛温升提，皆宜慎用）

若毒盛，加升麻五分，葛根五分。有潮热者，加苦参根五分，黄芩、黄连、防风各五分。若腹胀闷乱，发热秘结，加大黄二钱，芒硝一钱同煎。利三五遍，即止。余不拘服。

——病舌下另生一舌，如莲花者，名为莲花舌，又名重舌，又名木舌。舌大长硬，俱用神药末点之。若沉重者，频频擦舌，及教病人自己咬住舌，露舌在牙外，看真，用三棱针针去四五路血后，点神药末擦舌为妙。又有紫筋二条，针开出血，用神药末吹之（炳章按：此症皆由肝肾亏，心火旺，宜服滋营养液汤剂，效更速）。又用米醋半碗，调真喉末含之，吐出再含，以消为度。

真人吹喉散

煅硼砂一钱　寒水石七分　雄黄五分　上冰片六厘

共研细末，收贮听用。若喉疳臭烂，加地鸡一分（即水缸下地蜱子，瓦上焙枯），麝香五厘，牛黄七厘。

——病崩砂漏齿风，亦有潮热。只用神药末加蜜蒸过，调涂含咽，津满口，吐撒。用防风、荆芥、白芷三味，煎水洗净，用药擦牙关即活。又将舌洗去毒。此病不妨。如有牙边红肉生出来，去硝、矾二味，加入胆矾一钱同用，神效。亦用败毒散，或食，或洗，俱用无患。如有腹满、腹紧，亦用通利散。若不敢通，只用连翘消毒饮服之。若孕妇用神药末，勿吞，只可口含，吐出来。入麝香，吞无忌。

——病牙关内生有肉，遮过牙，口又难开，却用神药末挑放牙上，开其牙窍，然后用针剔破其肉，即用神药末敷破处即愈。再看牙关内，有红筋一条，入牙关，不能开，用瓦刀割断其根，待血出，再用神药末吹之。

——病喉风，连年起一二次，不断其根原者，用范九思之针灸法，男左女右，在大指本节后一寸，用艾灸三壮，即断其根。此穴不可轻用，慎之慎之。

光按：神药末，即神字号玉华散。真喉末，即真人吹喉散。

周诗先生曰：夫咽喉者，乃五气呼吸之门户，五味输纳之道路也。盖咽者，咽也，咽纳水也。喉者，候也，候气之出入也。有风、积、痰、虚四字所伤，病由此生，而轻重可较焉。夫气之出入，有顺有逆，外有六淫时气之邪，内有七情饮食之伤，其中又有虚实。故内因七情过度，则主不能安而神劳，神劳则相火动，火动痰生则气郁。而火变痰于咽嗌，单鹅、双鹅、梅核诸症蜂起，乘外感之邪热触动而作矣。学者可认证候，方法施治，以期得效。三十六种，名虽不同，四字之说，甚为便当。若不识其症，妄施药饵，轻变为重，实难救疗。且咽喉系危急之症，不可轻忽，可用心救人，阴骘非轻。当取则取，不当取者，可以行阴骘，天必佑之。

附　风热喉辨方

风热喉初起，牙关强闭，头面则肿，咽津则碍，憎寒壮热，属肝胆之经，生发顶鹅、双单鹅，每日宜用真喉末吹二三次，每次三匙，内服泻肝通圣散一剂，以泻为度。如不泻，连进几次，用消风活血汤数剂，若泻后，对时不宽，急用三棱针刺去鹅顶毒血，只三五针。随后又点药末。若喉紧急，即以针刺毋待，次日活法行之，此乃肝胆经症。牙关闭疼，壅盛而死，或改用皮硝散急吹用之。

泻肝通圣散

归尾四分　黄芩七分　僵蚕五分　赤芍五分　桔梗一钱　甘草五分　石膏二钱　大黄生二钱，熟二钱　芒硝一钱　枳壳七分　黄柏七分　升麻三分　葛根四分　防风四分　荆芥四分　胆草四分　生姜一片

水一碗，煎七分，空心温服，令泻为度。如不泻，再进本药一剂，后方服消风凉血汤（炳章按：此证去升、葛、桔、

防、生姜，加鲜大青、丹皮、桑叶、银翘等，则效更捷）。

消风凉血汤

白芍七分　黄芩一钱五分　鲜生地二钱　桔梗一钱　荆芥五分　防风六分　栀子五分　僵蚕四分　黄柏七分　黄连三分　甘草三分　归尾五分　花粉六分　银花五分　山豆根五分　升麻三分　薄荷三分　生姜一片

水二碗，煎七分，空心服（炳章按：升、防、桔、生姜，喉症皆当慎用）。

《千金》皮硝散　风痰盛者必用此方。

皮硝一两，用铁挑，炙过，以干为度　砂仁二钱，去皮膜　海螵蛸二钱，去净粗壳　硼砂生，一钱，煅，五分　雄黄一钱五分　朱砂一钱五分　冰片二分　直僵蚕八分　麝香五厘　郁金五分　白矾一钱六分，生煅各半

附　积热喉辨方

积热喉初起，多有夜半睡觉，咽津碍气，牙关强而不开，鼻气觉有些烧，痰涎壅粘，壮热多，憎寒少。此症属心经三焦之火，生发顶、双单鹅亦宜。每日吹真喉末二三次，每次三匙，出痰多效。内用泻心通圣散一剂，次用清膈凉血汤数剂。若泻心通圣散服后大泻，不用多服。若无多泻，再进本药一剂，方可吹药。一日不宽，急用三棱针刺去鹅顶毒血三五针。吹喉药点之，毋得迟延。日久自溃烂变成牙疳，虽不至死，臭

恶半年不愈。故当速治。又恐延迟日久，兼胃虚之人，毒攻心胃，可谓快杀。此宜深察，趋行勿怠也。

泻心通圣散

黄连一钱　犀角五分　栀子五分　桔梗八分　甘草三分　枳壳五分　黄芩一钱　升麻四分　葛根五分　生地五分　白芍五分　石膏一钱五分　大黄生一钱，熟二钱　芒硝一钱五分　归尾五分　麻黄五分　生姜一片

水二碗，煎八分，空心服。令泻为度。若无泻，再进一服，后服清膈活血汤（炳章按：此证多得心经实热与时气风火为症，升、葛、麻、姜、梗等温升皆忌，宜加辛凉散风药为要）。

清膈活血汤

黄连一钱　麦冬二钱　连翘一钱　栀子五分　石膏一钱　桔梗八分　黄芩一钱　甘草三分　归尾五分　升麻三分

水二碗，煎七分，温服（炳章按：升、桔宜换为桑叶、丹皮、紫花地丁草、鲜大青等更佳）。

附　痰热喉辨方

痰热喉初起不常有。痰粘，咽吐津，咽干，得茶汤润而出之。无触不患，过适口热物，饮食过伤，火动击搏，致令不清，而成喉痛。痰涎大多，亦略憎寒壮热，生发顶、双单鹅。症属肺胃之经，每日宜用真喉末吹二三次，内服消痰降火汤数

剂。大便秘结，用通利散三匙温服，然后服消痰降火汤。若热盛，用防风通圣散一剂，亦可随症用之。

消痰降火汤

花粉二钱　元参三钱　白芍一钱　枯芩一钱　桔梗一钱　甘草五分　山豆根五分　半夏五分　白茯苓一钱　知母一钱　桑皮一钱　黄连五分

水二碗，煎七分，空心服，后用败黄通利散泻之。

防风通圣散　治一切初发喉风。先服一二剂，取通利为度。后用消风活血解毒汤。若虚喉，不可服，宜照虚喉方治之。

桔梗二钱　防风一钱　荆芥五分　枯芩一钱　连翘五分　石膏二钱　大黄三钱，看人虚实加减　朴硝一钱　甘草三分　薄荷五分　白芍五分

水煎，空心服。服后以泄为度。不泄，再服一剂，泄后再服后方。

消风活血解毒汤

鲜生地一钱　银花五分　干葛五分　防风五分　荆芥五分　升麻三分　连翘一钱　枳实八分　归尾五分　赤芍一钱　桔梗一钱　山豆根五分　黄芩一钱　栀子四分　苦参根五分（炳章按：升燥切不妄用，前批忝阅）

水二碗，煎八分，不拘服，要温服，多服无妨。

附　虚热喉辨方

虚热喉初起，其势不急，微微缓缓，咽津觉得干燥，吞气些碍，无鹅无肿，满喉或红或紫，此乃命门相火上冲为害，症属肾水枯竭，命门相火煎急，肾阴不能降之。故虚火冲喉，微碍痛，不恶寒，独怕热。不宜吊药，恐损津液，无益反损。只宜含生津润肺丸，缓咽下，并服滋阴降火汤数剂为善，不宜针吊吹药。

滋阴降火汤

生地二钱　元参二钱　天冬二钱　白芍一钱　麦冬二钱　盐柏一钱　桔梗一钱　枯芩一钱　栀子七分　甘草三分　知母一钱　山豆根五分　丹皮一钱　泽泻一钱　薄荷五分，自汗不用

水二碗，煎八分，空心服（炳章按：肾虚阴火上炎之症，宜导热归下，如景岳玉女煎加元参等最好。方内桔梗升提，载药上行，为最忌）。

生津润肺丸

硼砂三钱，生煅各半　寒水石二钱　山豆根二钱　五味子一钱　甘草二钱　枯芩二钱　乌梅一钱　薄荷三钱

上冰片二分，共研细末，蜜为丸，如龙眼大，含化咽下，生津降火。

附　针灸须知

百会穴一针。前顶穴一针，亦用三针。后顶穴一针，亦用

三针。颊车穴一针，亦用三针。左右俱针亦可。风池穴一针，男左女右。少商穴一针。合谷穴一针。列缺穴一针。曲池穴一针。俱男左女右。

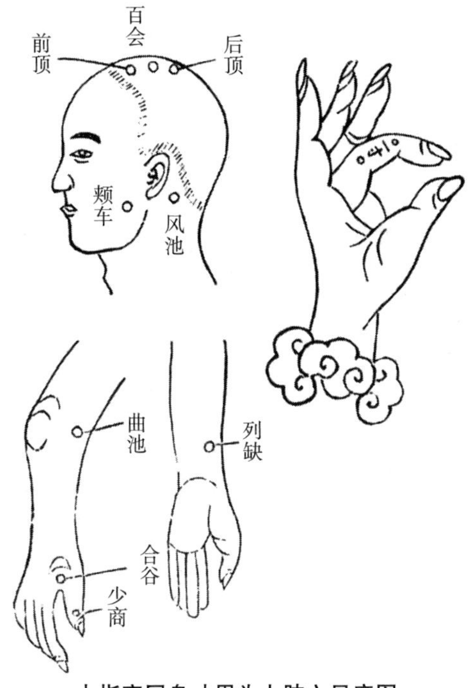

中指定同身寸用为上肢之尺度图

男左女右，手中指第二节，屈指两纹尖相距为一寸

光按：百会居头之正中。前顶在百会前一寸五分。后顶在百会后一寸五分。颊车在耳之下。风池在发际之陷凹中，即颈

后二大筋下部之外端。少商在拇指内侧爪甲根。合谷在食指与拇指基底部中间之陷凹处，孕妇禁忌。曲池在肘外辅骨之陷中，屈肘向胸，则适当其横纹端。列缺在手之内面，离腕之横纹一寸半。

凡临诸症，先从少商、合谷、列缺、曲池，以男左女右，各依针法刺之。若病重者，先从前顶、百会、后顶、风池、颊车诸穴针之，开通周身经络，使风热结邪得以消散，而血气流行。佐以奇药内治，自易收效。若针路无血，则风热壅盛，受邪深重，多致不救。

凡下针，用左手大指甲重切所针之穴，令气血开。教病者心专于内，不可外驰，然后下针，使针不伤荣卫。

凡用针，至穴孔，中病之处急出针。即以左手大指急按所针穴孔，勿令出血，是谓补法。若起针时，缓缓拔出，不用手按其针孔，令其出血，是谓泻法。大抵实症可泻，虚症宜补，或先泻后补，随症用之。

喉风用针灸法，虽能断根，永不再发。然亦有不戒煎炒热毒之物，以致一二年后复发一次，不可不知。故针后宜戒口，以免后患。未用针时，喉内先将散风药末吹之，然后用针。针后必将药末封针口处。如吹药后，针之不退，再用吊药吹之。

散风药方　吹喉并封针口用。

全蝎六分，用水洗净，去头足，童便制，秤足　草乌一钱，去芦，制

薄荷一钱五分

三味为末。另用乳钵细擂极细末，和入《千金》皮硝散一钱，加入冰片一分，麝香五厘。

吊药方

鹅腿草即剪刀铰根　山大黄即水推沙根　野南星即石蒜头

三味共磨水，吞下即吐。膈中之痰，吐中有发散之义。发散则出汗，故风从汗出。

光按：鹅腿草之名，本草未载。疑即鹅抱，待考。近年《卫生公报》发明天名精一物，以治喉痹肿痛，确有吐痰之妙。前贤李时珍亦称其功效。山大黄，本草名酸模，味酸，寒，杀虫治疥。野南星，即石蒜，味辛温，本草称其取吐，取汗颇良。

附志

是书破头黄真人传授。宫兰翁、姜白石又传与周诗先生。周先生传与女婿林杏。吾再传黄春台，三传李元祯云。

《喉科秘诀》卷上终

喉科秘诀　卷下

破头黄真人原著
宫兰翁传述　　大埔何光编录
姜白石传述　　四明曹炳章评阅
周诗参订　　绍兴裘吉生校刊

上卷发明四字，乃喉科总诀，活法在人。兹将重要喉风二十二症名目证治，胪列如后。

单鹅风

其风在喉内，一边作核，经二三日，寒热，不能吞咽。先服防风消毒散一二剂，如不退，用针针至无血即安。针用毫猪箭消毒散，即遇有余症，皆可服。或用盐草根，即盐糟柏，或用矮荷根，即凉伞树，含之皆治（炳章按：此症必有郁火积痰，如羌、防、升麻、桔梗、川芎、半夏皆忌，宜避用。当加元参、川贝、昆布、海藻等味，以软坚化痰为安）。

双鹅风

其风在喉内，两边作核，吞咽不下，风热烦闷，口干，用盐草根、矮荷根及生胆矾含之立效（炳章按：亦须内服养阴清肺汤等剂）。

单口风

其风在喉内，肿满，却又不甚。有血筋三四路，如棉丝相似，令人口干，烦闷。此症宜有涎。先用胆矾点之，内服石膏汤清胃火也。

松子风

其症在喉内，生肉鳞四五个，或在喉咙两边，或在舌上，如松子一样，不能吞咽。先吹神药末，数次后，针其血。若生六七个，不治。

搭颊风

其风在右边，面肿，牙关紧急，不能饮食，头痛寒热。可用针法，并吹金银二消丹（即金锁匙、银锁匙），此症难愈（炳章按：宜内服散风消肿，豁痰清火之剂）。

外锁风

其风在耳边，近顶，生核至颈上，其核赤肿，两路交通喉下，身发寒热。用药吐之即愈。鹅腿草及山大黄、野南星根最良。三味共擂，吞之即吐。此症不甚为患（炳章按：此症亦宜内服消痰软坚清热之品）。

斗底风

其风初发，必生寒热，喉门两旁有三五红点者是。胸前有青筋，两路横过，或有红筋直下，可将针针其筋头，令血出，以神药末救之。其症十无两愈。

木舌风

其风舌硬赤肿，不思饮食，重者不能言语，口干。用神药末一次，再用巴豆三生散，点舌筋头即愈。若不愈，令病人咬定舌尖，出于齿外，用针刺去瘀血，又点巴豆三生散，待对时自消。内服黄连解毒汤，凉药宜温服之，切忌冷服。恐上热未消，中寒复生，中州一寒，不能升降阴阳，使痰随气腾，反足杀身。

重舌风

其风舌有两层，赤肿不能言语，用针刺舌下两旁赤筋，去血，将神药末点舌筋头上。若不消，日日针之，又不愈，复用神药末点之。不然，恐满舌下而穿，即成久病，乃为废人，内宜服消风散。泻心脾药须多用。

又方治重舌风，腮肿不能言语，痰盛热极，急用蕉心水二大碗，和童便二大碗，徐徐咽下，立即见效。

莲花舌

其风初发，寒热，舌下如莲花一层，治法同前重舌方。

牙蜞风

其风牙根赤肿，如蜞相似，牙关紧急。红肿处，当牙缝中针去瘀血，用神药末吹之即愈（炳章按：宜兼用内服药如银、翘、薄荷、桑叶、僵蚕、元参、川贝等味）。

双缠风

其风初起，耳下一边肿大，或两边肿，连颈下俱肿痛，身作寒热。此因风热上攻，外用胆酥丸，磨热酒敷之，每日三次，忌风，不然尤肿。或用山慈菇磨酸醋敷之亦可。内服防风通圣散一二剂后，服连翘消毒饮，每日吊痰药四次，使其速消为上。不然迟延日久，则成漏腮。轻者侧穿，重者中穿，即见喉管，多致不救（炳章按：此症防风、葛根、桔梗终宜慎用）。

驴嘴风

其风口唇赤肿，如火烧相似，潮热烦闷，先用消风活血凉肌汤洗之，待有黄顶处，用针针之，必结于唇上，如颈后及面赤，内服连翘消毒饮、大防风散之属。又，将乌狗血敷之神效（炳章按：虽有风、痰、热，毒亦重，温升发散亦不宜过用）。

稔食风

其风口中咽内，忽有血泡，碍人不得咽气，如欲呕之状。刺穿去血少宽。结后喉中作痛，可用真喉末调老醋和童便清水含之，口内痰涎宜吐出，不可误吞，其含出之毒血有误吞者，必心中疼痛不止或变成血蛇，游行脏腑，内贯入心。须用连翘饮、防风消毒散治之。如不退，再用蜜糖和醋，炖热吞之即下。又不退，用妇人头发一团，煅枯放地下，退火气，黄酒冲服即愈。倘口中血泡无甚胀碍，不欲吐者，不可刺破，但戒口而已（炳章按：此症宜凉散，忌辛温升发）。

飞鹅风

飞鹅风，一名飞杨风，一名飞丝风。其症痛如被骨哽样，后心中作痛，口干不能吞咽，多因饮食过度积毒而成。可服连翘饮加萝卜汁及金薄丸、防风消毒饮治之，吹真喉末即愈。

悬痔风

悬痔风，亦名喉痔。其症牙匡边生细疮，传染满口。若吞其疮汁入喉，其疮染入喉间，难治，必死，可速用砒枣散。信石五分，入枣肉内，煅存性，为末。搽擦患处数次，吐出毒涎立愈。内服连翘饮、防风消毒散治之（炳章按：药剂宜入清火、化痰，如川柏、元参、川贝、煅人中白等味）。

枫叶风

枫叶风，一名松叶风，其症喉内肿痛，如一叶塞住，下药不得，声音不出，寒热交攻，坐卧不安，行步流涎不止，症极难治。每日吹药三次，一连三日，内服。前上卷内通利散导热下行，使咽喉如叶塞者宽开后，急用连翘饮数剂即愈（炳章按：温升总宜避去）。

漏腮风

其风初起，皆由牙蜞、牙痈、肿风失于调理，以致溃而成脓。毒无所出，势不容已，逼脓血外穿变成此症。又或服凉药过多，冰血大过，毒血不能发散，恐损牙齿，烂见牙骨者有之，亦难治也。可用活血消风汤洗去臭恶，内服消毒散，吹真喉末即愈。

大喉风

少商穴一针，男左女右，有血者生，无血者死。若针不愈，令病人眠着，捉住他头发，颈上一踏。再不效，用水药方。用胆星五分，枯矾五分，蒲黄五分。若红，用明雄黄；白，加硼砂；黑，加血竭（炳章按：红用雄黄太燥，不妥。黑多不治）。

帝中风

用大梅片拌醋，以筋点之。或用胆矾拌水点之。若痰涎多，用醋拌水含之，涎出自愈。

烂喉风

有赤白二症，脉忌沉伏。赤喉风用轻粉，不用雄黄；白喉风用雄黄，不用轻粉。方列如后。

雄黄二分　轻粉五厘　青黛一钱　乳香七分　没药七分　寒水石一钱　黄连一钱　硼砂二钱　血竭五分　大梅片三分　薄荷叶一钱　珍珠三分　麝香三分

大水风

大水风，又名崩砂风，牙缝疼痛，臭烂出血，用后药点之。

巴豆一两　白矾四钱　胆矾三钱　蓖麻子肉一两

四味制法，用磁器钵一个，先下白矾于钵内，置炉火上溶化成泡。次下胆矾，待溶解，再下巴豆仁，蓖麻肉。待油出，有烟起，用纸三五张，水湿盖之，五七次。待四围纸干，覆于地上，露天三五夜，除去火毒，收贮听用。治法用盐梅肉为丸，如梧子大。用棉丝裹竹，挟丸蘸醋及药末少许，点患处。口涎流出即愈。制药忌铜铁器（炳章按：此药力霸，点多起炎肿发疱。虚火症切不可用，实火症亦须慎用，或药用少。否则反有害）。

前列诸症，或明其部位形状，或载其针治方法。外此尚有未曾详解者，举一以例其余也。学者临证审察之。

光按：龙嘴风，即鱼口风之变症。生在上唇，驴嘴风生在下唇。牙瘨风，即搜牙风，在牙床上高处。牙痈风，生在牙床下低处。大水风，由阳明胃经瘀、湿、风、火致成齿蜃、齿龋等症，甚则变成骨槽风、烂喉风，即咽疮风，有红白二症。锁喉风即乂喉风。漏腮风即穿颔风。裹牙风即角架风。单口风即单燕口。枫叶风即鱼鳞风。稔食风即夺食风。外锁风即掩颈风。雷头风即瘰疬风。耳痈风即肥株子风。暗中风即落架风。或证同名异，或名异音同。参考《重楼玉钥》，玩索而有得焉。

附：坏症须知

喉内生风莫待迟，胸中气急主倾危，更加心胁如刀刺，妻子亲朋定别离。大便小便如秘结，病人魂魄去如飞，此是医家真妙诀，预将生死报君知。病人眼直口开时，气出无收手散垂，若见此形宜速退，休贪名利自狐疑。误针鱼口翻唇恶，不日黄泉路上归，症遇此般凶险候，卢扁再世亦难医。

防风消毒散

防风七分　枯芩一钱　薄荷五分　羌活五分　升麻五分　天花粉一钱　桔梗一钱　半夏五分　川芎五分　荆芥五分　甘草三分

水煎服。

石膏汤

石膏一两　知母三钱　甘草一钱　元参五钱　花粉三钱

水煎服。

金锁匙

雄黄一钱五分　牛黄三分　白矾二分　朴硝一钱五分　僵蚕三分　硼砂三分　老竺黄一钱五分　珍珠五分　麝香三分　牙皂角二分　乳香二分　血竭一分

共为细末，吹喉立效。

银锁匙

老竺黄五分　白矾三分　硼砂一钱　麝香五厘　牙皂角一分　冰片五厘

共为细末，吹喉一二次立效。

玉锁匙

珍珠二分　朴硝三分　儿茶二分　冰片五厘　僵蚕三分　牙皂角三分

共为细末，吹喉三四次，立效。

铁锁匙

牙皂角一条，入精巴豆仁二三粒，黄泥封固，煅存性，入麝香少许为末，薄荷汤送下。治噤喉风有效。

冰硼散　治咽喉口齿，新旧肿痛，痰火声哑等症。

冰片五分　硼砂五分　朱砂五分　玄明粉五分　甘草粉五分

共研细末，吹搽患处，甚者五六次效。

巴豆三生四熟散 治木舌神效。

郁金三钱，醋制 草乌三钱，姜制 巴豆七粒，烧过，三生四熟 明雄黄一钱

四味共为末，点舌筋头，不可多用，切勿吞下。

开关散

巴豆捣碎，用粗纸捶去油，塞鼻孔内，男左女右，即效（炳章按：须用薄绵裹，塞鼻，否则起疱发炎肿）。

又方蒜头、薄荷、踯躅、鹅不食草共为末，擦牙关上即开。

黄连解毒汤

黄连 黄柏 黄芩 栀子

各等分，水煎服。

蟾酥丸

蟾酥二钱 轻粉五分 枯矾一钱 寒水石一钱 铜青一钱 乳香一钱 没药一钱 胆矾一钱 麝香一钱 明雄黄二钱 朱砂二钱 血竭一钱 蜗牛二十只

各药研为细末，于五月五日午时，在净室，先将蜗牛研烂，和蟾酥再研，稠粘方入各药末。共捣极匀为丸。如绿豆大，每服三丸，用葱白五寸，患者自嚼烂吐于手心，男左女右，包药丸于葱内。用无灰酒一钟送下，被盖取汗。如人行五

六里之久，立效。甚者，再一服。修合时，忌见妇人、鸡、犬等物。

防风通圣散

方见卷上。

消风活血解毒汤

方见卷上。

连翘消毒饮

连翘一钱　桔梗一钱　枯芩二钱　防风八分　干葛二钱　甘草三分　白芷五分　枳壳五分　半夏五分　升麻三分

水煎服。

大防风散

防风　藁本　赤芍　薄荷　连翘　僵蚕　全蝎　枯芩　甘草　蝉退　羌活

各等分，加生姜一片，水煎服。

金薄丸

防风五钱　天麻五钱　薄荷五钱　甘草五钱　荆芥五钱　南星五钱　白附子五钱　硼砂五钱　茯苓五钱　全蝎五钱　稻禾五钱　冰片五厘　麝香五厘

共为细末，用枥打糊为丸，如梧子大。每服三丸，嚼碎茶送下。

千金丸

西硼砂煅四分，生二分　寒水石一钱五分　冰片一分　明雄黄四钱　牛黄五分　麝香五分　地蜱七只，炒焦黄色，存性

共研细末，米糊为丸，收贮封固听用。每用一分，重则用二分，吹喉立效。

三黄丸

大黄　黄连　黄芩　山豆根

各等分，加入冰片少许，共为细末，和熟青鱼胆为丸，如绿豆大，每服三五丸。

外锁风方

狗点米根并叶（即佛耳草）和盐糟柏捣烂，煨热，敷患处，连贴三服，即时消散。

锁喉风方

防风一钱　桔梗一钱　连翘一钱　苦参一钱　牛蒡一钱　黄连五分　元参一钱　柴胡五分　荆芥七分　山栀一钱　黄芩一钱　归尾五分　升麻五分　酒军七分

水煎服。

清热如圣散

治口舌烂，或舌下肿大有核，破出黄痰，既愈而复发者。

花粉六分　山栀六分　薄荷五分　荆芥五分　黄连八分　甘草五分　连翘一钱　牛蒡八分　桔梗一钱　柴胡五分　黄芩八分　灯

心十节

水一碗半，煎七分服，服后忌鱼腥厚味。

天花散

花粉一钱　薄荷一钱　干葛一钱　防风一钱　僵蚕一钱　朱砂一钱　老竺黄一钱　黄连一钱　甘草一钱　郁金一钱　硼砂一钱　冰片一分　麝香五厘

共为细末，薄荷灯心汤调服，含之亦妙。

喉风齿痛方　有风痰可用，屡试屡验，不可吞，取涎吐出。

银朱一钱　冰片一分　生硼砂六分　苦参二钱　僵蚕五分

共为细末，吹入患处，并服吊药，痰涎出即愈。

七宝吹喉散

僵蚕十条　牙皂角一条　全蝎十只　明雄黄一钱　煅硼砂一钱　胆矾二分　煅明矾一钱　共研细末，吹喉。

绿袍散方

青黛　川黄柏　煅人中白　寒水石　明白矾

各等分煎服。

赴宴散方　治舌痛，口烂，鼻烂等症。

黄连一钱　川黄柏一钱　生硼砂一钱　寒水石一钱，生用　北细辛五分　青黛五分　胆矾五分，生用　人中白五分，煅　生栀子五分　五倍子五分，炒共为末，收贮听用。遇口热，吹入含化，吞下无妨。如十分热，含有涎出，再含。

《喉科秘诀》卷下终

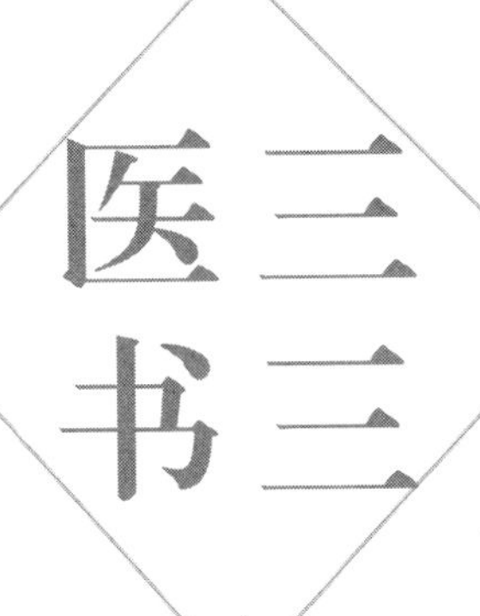

重订喉科家训

清·刁步忠　撰

清·刁质明　编

提要

喉痧为急性传染病之一，治疗极难，近世专科大都只解针刺，不谙方治，亦非尽善。本书为刁步忠遗著，哲嗣质明，复加编辑。首取《内经》精义，发明三阴三阳、运气胜复、脏腑经络，以明其原；次叙诊断识经，辨虚实，决生死，以识其症；又次详述内外治法，以致其用，其丸散传自先世，尤为可贵；末言白喉、喉痧之各异，而于喉痧讨论尤详。全书分四卷十二章，简明赅备，洵属名著。

《喉科家训》序

医之为技，深且奥者也。《孟子》曰：人而无恒，不可以作巫、医。即人而无学问，无经验，不可以为医也。且医之为业，科目繁多，约言之，不外内外两科。喉科者，内科可，谓外科亦可，总以徒见外面，固可称曰外科，而又兼之内容，又不得不称之曰内科也。然则喉科既兼内外两科，则谓喉科之难倍于内科可，倍于外科亦无不可。夫喉科之所以难者，以饮食从口入，言语从口出，喉而有病则饮食不便，言语亦难，甚至饮食不可，言语不可。以名称言，喉科既难于他科，以实际言，喉科亦难于他科，故专门喉科者所以少，专门喉科得以传名者更少，专门喉科得以传名而能著书者尤少。

同学刁君守愚祖传内外科，其先君步忠公于研究医书外，有暇惟好古乐，与余住居附近，余时方在求学时代，心悦而喜和之。公亦不弃，谬许为后生可畏者。公之物故距今已十七年矣，时君亦已能继志悬壶行世，今则远近驰名矣。溯君与弟同学高夫子门下时，君之聪明过于几倍，余之疑字难句赖君多矣。既乃分别，肄业他校，成家后君就医业，余亦权宜当教。君之长处口碑载道曰：指到回春，妙术如神也。即余赖君之术亦不少，且余患喉蛾之症，一劳即发，得秘丸后愈已八载，并无一发。余乃知君之喉科，固得祖传秘诀，而独擅其长如是也。

一日，君赴敝校，而以新著喉科书见告，曰：余之喉科，素有祖传秘诀，今连心得出版流传，索序于余。余笑曰：君真问道于盲矣。余不知医，安能序耶？虽然，亦有言也。尝见世人有秘传者不肯传，有心得者不肯传，以图自己之名利，子孙之名利也。今君乃宣布秘传，披露心得，则君之利固不欲专矣，而君之名则传于一邑，传于一省，传于一国，传于全球，传于后世也。且君之所以成此书者，我不曰君之能、公之能也，以君之秘诀、公之秘诀耳，君之心得，从公秘诀而得耳。显亲扬名，君得其处，可谓孝子矣。且君索序于余时，余曰：此书当寄至书坊，一经审定，便可值洋若干，版权所有，岂不善乎？而君竟不以利为贵而以名为贵，愿投稿于三三医社，不为卖品，以与同志者交换知识，尤为近世所难得者也。至内容之奥妙，内容之精晰，已有沈光汉详言之，予可不言矣。

民国十三年夏正十一月崇明县第六初级小学校长杨汉春序于戚家念佛室

《喉科家训》序

喉者属肺，阳气之所，呼吸上下也。咽者属胃，饮食之所，咽纳运化也。故凡咽喉二道，人身之要会，出入之门户，可邈视乎！而少阳少阴无事则已，有事必借途于肺胃而上薰咽喉，肿塞疼痛，碎烂臭腐，呼吸不利，气闭喘促，饮食不下，烦冤壮热，败症百出，其势汹涌，则朝生而暮死，可判焉。宜不可犯，犯之孰不畏首畏尾，以生命存亡视乎咽喉之瞬息。而其症七十有二，悉因六淫外侵，七情内扰，即喉蛾痈痹乃作也。此际苟非良医为治，则关门固守，力难抗衡，然则虽庸夫俗子，知其患之不浅也。故余尝以不忍之仁心，欲为一援手，无如古少传书，今乏妙术，大可痛恨！幸余师守愚，家学森森，以喉科彰著，岂知家藏秘本有年，一旦复以三十余年之见解，苦心壹志，遂删补旧章，定修新论，以司天运气太过不及，表里寒热虚实盛衰，洞明阴阳，究察造化，为处方关键。通关针穴，钓痰荡涤，化腐生肌，为外治大纲，分订两卷，复以白喉、喉痧证治又为两卷，以成全豹，庶无余蕴矣。命名家训，意夫子上不负先祖之功程，下不苟子弟之倦诲，中以保存人命。呜呼！厥功伟矣。

余少游其门，而夫子披肝露胆，不以我为愚，盖知我之慎也，故日得光明胜义，如坐春风之中，仰沾时雨之化，悉奉衣钵真传。他若修己之长，促人之短，欺名图利者，莫我若也。愿后生小子勉之，汉也不敏，聊为我心，说衷而已。

时在丁巳岁次仲秋朔日，弟子沈光汉谨识于家居之草庐

《喉科家训》自序

咽以咽物，喉以候气，乃呼吸之门，水谷之窍，斯为最要之地也。而最要之处，若被六淫上侵，七情蕴结，一旦染疾，气道遂闭，呼吸困难，痰塞气逆，肿腐痛甚，而身形拘急不舒，憎寒恶热，是病之险象百出，莫能止也。当此之时，虽有外科之专门而不用内服煎剂，内毒何能透解？内科之专用汤药而手术不施，上窍仍阻，药难下咽矣。前哲云，咽喉诸病介乎内外之间，择医务欲内外精详，可以起死回生，庶不愧为专门家也。愚受先君之传略，知内外原因，阅历二十年矣，临证经验以虚实二字为宗旨，辑成《喉科家训》一书，皆依先君之传，兼取古今学说及己所心得，悉登是集，流传于世，俾初学之辈略知喉科法门，临证医治庶不致南辕北辙之弊耳，愚愧不能扬吾父之志也。

中华民国七年阴历六月十有七日，江苏崇明外沙中医刁质明守愚氏自题于延寿医室

诗

余年十七甫成冠，翻阅家书愈见难，
深羡古人荣誉处，惯常日夜不能安。
不为良相愿良医，书意昏迷似半痴，
审得喉科无善卷，纷繁散乱总难知。
喉科秘诀祖遗风，家父流传使我宗，
表里阴阳虚实症，内伤外感在其中。

中华民国十三年阴历十一月之望孙继冲咏于延寿医室

《喉科家训》凡例

——是书术言首取《内经》精义，发明三阴三阳、运气胜复、脏腑经络发生咽喉等症，以使学者有源有本。

——咽喉一科头绪纷繁，古有七十二证之名，今删繁就简，以诊断识经，辨症手术。其证不外急慢喉风、喉蛾、痈痹，治疗以虚实二字为宗旨，表里寒热亦尽在于斯也。

——此书虽治咽喉诸症，然外之痈毒，内之四时温热温毒之证亦已赅括，可谓内外合治法。

——诸方或宗古方增损者，或由时方译述者，及自制新方俱实验而录之，并非杜撰以欺人。

——此书分为四卷。第一卷精制丸散手术之法，先君已藏有年，第内服之方，尚非完美，愚参究前哲之书，兼之己所心得，复撰一卷，又集白喉证治为第三卷，喉痧证治为第四卷，是为尽美尽善之书。

——是书本系秘不示人，近因民国成立，交通时代烟火盛行，日渐薰灼脏腑，瘟疫流行，时令不正，六淫上受，色欲过度，苍生所以喉患渐多，余特出吾家之训，以补同志不足云尔，故名《喉科家训》。

——仲景先师以甘桔治咽喉红痛，为必用之药，桔梗开提肺气，甘草守中解毒，咽喉肿痛自愈也。后贤谓桔梗载药上升，甘草守补中宫，咽喉之病切勿投之，此违圣之言，不足为训。惟喉痧一证，一则畏其升散太过，毒凝上焦，一则防其甘药壅滞，不得外达，故忌之，余外初起为通用之佳品也。

——本书不过便自己诵读起见，原不欲问世，兹因良友规劝，故投稿于三三医社，祈诸道长审定可也，且字句韵语未妥之处甚多。

——牙口舌症及喉症图形证治已详前哲诸书，兹不再赘。

目录

重订喉科家训　卷一

崇明刁步忠惠三遗著
男 质明守愚编辑
　 守先录存
门人沈光汉参阅
孙继冲愚幼汇订

第一章　《内经》咽喉精义

咽喉各症头绪纷繁，《内经》三阴三阳任督皆有喉症。今先以经义述之于前，再以疗法书之于后，庶几临证稍有把握。经云足阳明之别上络头项，合诸经之气下络喉嗌，其病气逆、喉痹、瘁喑；足阳明其支循喉咙，其病颈肿、喉痹；手阳明为病颈肿、口干、喉痹；手阳明少阳厥逆，发喉痹、嗌肿。喉痹不能言，取足阳明，能言，取手阳明、三焦手少阳也。是动则病嗌肿、喉痹。邪客于手少阳之络，令人喉痹、舌卷、口干。

少阳司天三之气，喉痹、目赤、善暴死。少阳司天，客胜则丹胗外发、喉痹、颈痛、嗌肿。胆，足少阳也，肝，中之将也。取法于胆，咽为之使。手太阳脉入缺盆，循咽丁膈，为病有嗌痛。太阳在泉，寒淫所胜，民病嗌痛、颔肿。足太阴之脉上挟咽，连舌本，为病有舌本强，舌本痹痛。太阴在泉，嗌肿喉痹，太阴之胜，喉痹项强。厥阴所谓甚者咽干。热中者阴阳相薄而热，故嗌干也。足厥阴之脉循喉咙之后，为病有嗌干。足少阴之脉循喉咙，挟舌本，为病有口热、舌干、咽肿、嗌干及痛。手少阴脉出心系上挟咽，为病有嗌干。少阴司天嗌干肿上嗌干口中热。如熮，取足少阴，邪客于足少阴之络，令人嗌痛不可纳食，无故善怒。冲任之脉起于胞中，循背内为经络之海，循腹上行会于咽喉，络于唇口。督脉为病嗌干。三阴三阳及奇脉俱有咽喉之疾也。十二经中惟太阳行脑后，由背上行，其余各经皆络于咽喉也。

《内经》独取心与三焦为主者何也？盖心为火脏，少阴君火属之。诸疮痛痒无不由于心也。三焦即网油也，少阳相火属之。上连心肺中，兼脾胃肝胆，下连肾、膀胱、大小肠，又为水之道也，五脏六腑其油膜无不贯通，且左咽胃也，右喉肺也，肺为制节，五脏之气开窍于鼻，又主皮毛，胃为谷海，职司出纳，乃九窍六腑之长。开窍于口，又主肌肉，所以风热犯上，瘟疫流行之症以四经为宗旨也。肺胃为咽喉之部位，心与三焦二脉共络于喉也。故《内经》谓一阴一阳结而生痹，或外感六淫或内伤热蒸，其始由于气热，故结痹于处也。气热结而血不行则肿胀、阻气、难以呼吸，此喉痹之所由名。而喉闭、缠喉、锁喉、乳蛾等名皆痹之谓也。

第二章　咽喉脏腑统宗

咽喉其窍则一，其路两歧。经曰咽喉者，水谷之道也。咽喉、小肠者，传送也。喉咙者，气之所以上下者也。又云天气通于肺，地气通于嗌，喉为肺之系，咽为胃之系。天之风寒暑湿燥火从喉入肺，地之臊焦香腥腐从咽入胃也。以此悟之，喉者，主气之上下，由肺入心，由心入脾，由脾入肝，由肝入肾，贯通五脏，藏而不泄，使呼吸者也。咽者，水谷之道路，由咽入胃，由胃入小肠，化糟粕泌水谷，分入膀胱、大肠，贯通六腑，泄而不藏，使传送者也。由此观之，咽喉显然两途也。

第三章　三阴三阳主在少阴少阳

《内经》云一阴一阳结谓之喉痹之训，余细思之，少阴君火一阴也，少阳相火一阳也，因指火而言之也。君火者，少阴离宫之火也。相火者，龙雷坎宫之火也。手少阴心脉挟咽，足少阴肾脉系喉咙，三焦为水火之道路，君相二火假道相通。坎离既济，水火平匀，咽喉本无疾病，二火独胜，气热火结，三焦道路闭塞，阴不能上承，阳不能下降，气热则结，结则肿，肿则痹，痹甚则不通而危矣。此咽喉经义，三阳三阴取法则在少阴少阳之谓也。

第四章　诊断简明

喉症外治但观形象，施方疗治必求脉舌。如右寸洪紧，肺家感风也。两关浮数，胃火、肝风，弦滑，风痰也，缓滑，湿痰也，左寸浮洪，心火也，右寸沉迟，肺家寒也，右寸沉细，肺蕴热也，右尺洪大，三焦火旺也，左尺浮洪而有力，肾虚火炎也，红肿而脉洪，风火也，烂而不肿脉象沉实，结毒也，细数而浮者，虚火也，细而缓者，虚寒也，此诊断之大略也。舌乃心之苗也，凡病俱现于舌，能辨其色症自显。然舌胎白腻，客邪未化热也，又主湿蕴痰滞，苔黄主热，焦黄热甚，燥黑热极，务须视其有津无津。有津而无憎寒恶热，但觉神疲，手足有时作冷，乃下元龙雷之火上升，忌投凉剂，宜以引火归原之法；无津而热甚，神志模糊，手足瘈疭，禁用热药，宜以滋液化火熄风之法。总之无论何气袭人，身中必次第传变，临证之时察形穷原，对症施药自然可愈。《内经》云神圣功巧不过望闻问切，细心推详方可无误也。此望舌之大略也，尚祈明师裁政之。

第五章 喉部识经

咽喉二孔，左能纳食，消化之关也，右能纳气，吸引空气之所也，乃肺胃二经之部位也。先哲云乃一身百节之窍，呼吸出入之处也。方寸之地受病最速，若不识经辨证而乌能施方疗治乎。如上腭属胃阳，下腭属脾阴，舌中心也，四围脾也。舌根属肾，小舌名蒂丁，属胃，喉之左右舌根属肝，外两耳垂下亦属肝，牙齿属肾，牙龈上属胃，下属脾。上唇属脾，下唇属胃，此喉部识经之大略也。如有未到之处，祈高明政之。

第六章 喉证虚实宜辨

咽喉一科，先哲有三十六、七十二种之谓也。但名目虽多，治法不出虚实二字。余细思之，不必多立病名，徒乱心目也。若外感之邪为实，即风热犯上，瘟疫流行，治之在急，缓则伤人。外来暴热若不倾盆暴雨，热势难消。治法不出乎辛凉。内生之火为虚，寒气凝结，真阳闭郁，虚阳雷电上腾，若不离照当空，阴霾不能消散，龙雷断难潜伏，治法故以热药导之也。有余之火为实，由于酒湿薰蒸，肝气郁遏，厚味壅热，皆有余之火也。祗能因其症而择用疗治。不足之火为虚，水亏火旺津液被伤，精血枯耗，治宜甘缓滋降。此辨明虚实原因之大意也。

第七章 决断生死看法

昔贤云喉症有生发二端。生者指一处而言，发者言全身皆病也。生者轻而发者重也。临症用药生死最速，医者不可怀希冀之心，故意延挨病者，不可起懈怠之念以致决裂。古云走马看咽喉，不待少倾者，此之谓也。审其病由，参之时令，诸法中酌择内外方法疗治之后，痰少肿退为妙。已溃用药之后，越二日自能饮食，三日后可收全功。喉癣疗治之后，患处贵变红色，能知痛痒，有津液润泽可治。轻症固先视喉，重症先由诊断，定其脉舌吉凶，后观患处深浅。若脉微欲绝，七怪相类，则已毋须用药矣。因毒已入腹，采薪之机也。如虚弱之人病势猛烈，务使旁人扶好诊视。或通关，或探吐，或针穴，或吹药，因症治疗。内法如风热散之，火症清之，甚者下之，阴寒温之。若热症而用温剂，灼烁津液，症必致变。寒症而用凉剂则上热未除，中寒复生，其邪乘虚而入，喘喝不休，死不治矣。又有昏迷痰多，气喘，水谷难入，发热不退，牙关紧闭，脉形微弱，难治也。人事不醒，痰气上冲，声如雷鸣，呛食眼张，天柱倒陷，面黑苔焦，鼻如烟煤，张煽不定，目睛突出，汗出如雨，咽喉干痛，声哑无痰，手足麻至膝盖，喘喝及呃，脉象如丝，不治之症也。又如缠喉风及弱症喉癣二症最险而难治，至危而不易识。缠喉风内外无形，其患在关内，上面红丝缠绕，如未入心尚可疗治，已入心则不治也。遇此务须早治，不过十二钟头即毙命也。若质弱之人及小儿，在于六点钟之数也。弱症喉癣，形有青白点子，高低大小状如暑天痦子，其症虽危，延日最久，多则一年半载，少则一月半月而死。初起治之得法，十症可愈八九。如遇夜晚看症，即用刀针，宜倍加细心，否者虽肿塞难咽，只可用药，针法恐误别处要穴也。凡针舌下两边青筋，血红可治，血黑难医。药宜清膈化痰解毒之剂，又看病人，强壮可用猛药荡涤，病后或禀赋质弱，治宜平和缓剂。此喉科决断生死看法之秘旨，务须仔细研究，可以临证无误也。

第八章　咽喉外治各法

咽喉诸症，如内虚所发，则宜煎剂，治之稍佐吹药。若外感各症，不得不用外治。今将外治各法条例于后。

一通关　喉证闭塞不通，痰阻孔窍，呼吸困难，先以刻欢丹吹入鼻中，使其喷嚏，通其气管，开其关窍，俾牙关稍松为首务也。

二针法　喉证风痰上升，气血闭塞，结为热毒肿胀，牙关紧急，筋脉拘挛，难以开阖，急针大指内甲角少商穴，以通气道，食指外甲角商阳穴，即肺之腑也，中指中甲下中冲穴行其心包之血络，无名指内甲角关冲穴能利三焦水道，小指内甲角少冲穴即心之腑也，俾气血流通，风痰自散，虽有诸方调治而神速莫如气针，诚诸药之先锋，喉家之妙法也。

三探吐 通关针法之后，以待牙关稍松，略能开阖，即用捺舌，捺至舌中，视其喉间形象，分其关之内外，或两旁红肿，或不肿而腐，或肿腐并作。如痰涎上壅，速行探吐，轻法以消清散少许放杯中，再以浴喉荡涤水二十滴调匀，用鹅毛蘸之，向喉中搅去。痰涎重法，以元明月石、制牙皂研匀，以酸醋和之，名酸粉液，亦如上法，吐去毒涎为上。

四喉针法 喉证红色肿痛，汤药难咽，视之已近小舌，呼吸不利，用喉枪轻手刺破紫血或脓，令病者呕净，即以浴喉荡涤水使患人漱入口中，仰天摇荡，洗去毒涎为妙。随症择以对病吹药，一切咽喉病肿胀痛甚，水谷难入，将用何法治之乎？此际惟针法可用，其法已申，不必复赘，但见近世医士，观症咽喉肿已胀塞之时，彼云此症切不可针，若针破之后常发不已，试问当此险时，不宗放脓之法，待其毙命即永久不发之说也，良可叹也。吾见此辈甚多，实系无有师承，自己手术不能也，学者究之。

忌针之地不可不知，咙化、哑门、两拗上、舌下筋，此四处刀针不可犯也，切记之。

五用钳法 一切喉症腐烂成块，或白条，或肿，或不肿，用喉钳轻手接去腐肉，务要仔细接净。若单肿用喉针，已见上条。

六噙漱 咽喉之症红肿痛甚，用冰梅丸漱之，能消肿解毒、生津退炎，再用导痰救苦丹服之，能荡涤脏腑气血之毒火，消诸经壅滞之痰气。腐烂臭秽始终可用浴喉荡涤水频频漱之，能收解秽化毒除腐之功也。

七提泡 咽喉无病，喉外两筋柔软，有病则两筋坚强。宜用薄荷油搽上，提拔二十余回，再用异功散如豆大，置膏中，贴于喉外。十二点钟吸下，如有水泡，以银针挑破，用三妙膏贴上。如外腮坚肿，用新方吸毒膏贴之，或用如圣围毒药敷之，冀其肿退，或令速溃为上。

八吹散 吹药务宜凭症而用，虽云外治亦不可笼统治之。一切咽喉肿痛，吹以消清散或玉钥匙散；腐烂不肿或有肿腐，吹以珠黄散；结毒腐烂，吹以十宝丹；喉痧腐溃，锡类散或以喉痧门三种吹之。牙疳腐烂，赤霜散吹之。咽喉口舌统治夺命猴枣散吹喉，赛珍丹、中白散俱可择用。若内虚咽痛则宜紫珍八宝丹、凤衣散吹之，又如夺命红枣丹塞鼻孔之一法亦为上策也。

附：喉外结肿说

经云三焦与少阳同司相火，故有咽喉肿胀或致白腐，何以喉外亦肿坚成毒哉？因思三焦络于咽喉，兼之少阳胆经，或受疫厉之气，或受风热湿毒，势必循经上冲，气滞血凝，不得流通之故耳。《内经》又云，营气不从，逆于肉里也。治宜清火败毒熄风为主，结肿之形色红润而聚肿者，生也。平塌色淡者，难治也。平而不红，麻痒不疼，或痛甚，上连耳与太阳，下及颈项，不治之症也。

附：探吐太过有宜不宜说

探吐去痰前条已详，不必再赘。实痰上壅，故用之以为善也。然探痰不宜太过，过则津液伤尽。现虽似好，不时即加喘喝毙命。余见甚多，慎勿因循误事，后学审之，内虚勉之。

第九章　医士临症备急卫生药库

刻欢丹　治一切咽喉急症、痰厥气闭及时行痧胀、诸般急症。

真关黄一分　原寸香一分　三梅片一分　闹羊花三分　真蟾酥一分五厘　猪牙皂三分　北细辛二分　灯草灰一钱　真金箔十张　真川芎一分

共研极细末，磁瓶收贮，遇急症吹鼻取嚏。

消清散　治一切咽喉红肿作痛，能消肿毒，治风痰，杀微生退炎热。

马牙硝一钱八分　真蒲黄四分　制僵蚕一分　制牙皂一分　三

梅片一分

上药以牙硝、蒲黄先研，次下僵蚕、牙皂，共研如鹅黄之色，再入冰片研极细末听用。

荡涤水 治一切咽喉腐烂臭秽不堪，能辟秽解毒。

香白芷二钱 三奈片二钱 广藿香三钱 地骨皮三钱 二宝花四钱 北细辛三钱 荆芥穗二钱 川柏片三钱 青防风三钱 生甘草二钱 苦参片三钱

上药放吊锅内蒸水用之。

酸粉液 治咽头喉头各症肿痛痰多，有退炎消肿除痰之功。

元明粉五钱 西月石四钱 制牙皂二钱

共为细末，以酸醋一两和匀用之。

冰梅丸 治十八种喉毒，噙漱能退炎消肿，化痰生津。

鲜南星二十五个 元明粉四两 猪牙皂四两 白明矾四两 食盐四两 玉桔梗一两 青防风四两 西月石一两 山豆根二两 梅子一百个

上药先将盐硝入水浸梅子，漫漫一指为度，过一日将各药为末，入水拌匀，同梅子再浸七日，取出晒干，再浸以药水尽为度。方将梅子入罐收之，日久梅子起白霜更妙。用时以薄绵包裹一枚，噙口，令噙出液徐徐咽下，病可霍然。一丸可治三人。

导痰救苦丹 治伤寒瘟疫，不问传经过经俱可服之，及大头瘟、目赤咽肿、烂喉痧疹、瘫毒并效。

锦纹大黄四两，酒拌蒸，晒干 制牙皂二两

上为细末，糊丸如绿豆大，每服五六十丸，冷绿豆汤送下，以汗为度。

玉钥匙散 治喉风、蛾痹、咽闭、痰涎壅塞、牙关紧急、汤水难下。

元明粉一两五钱 西月石五钱 三梅片二分五厘 制僵蚕二钱 飞明雄二钱

共研细末，吹患处。去痰涎，此玉钥匙多一味雄黄，名金钥匙散也。

珠黄散 治烂喉痧及喉痹、喉肿。

广尖黄五厘 灯心灰五厘 三梅片三厘 象牙屑二分 明珍珠二分 人指甲一分 薄荷叶一分 人中黄一分 人中白一分 西硼砂一分 净青黛三分 壁蟢窠三十个 共为末，吹患处。

又方治烂喉疳肿腐，汤水难入者，并治远年烂喉结毒腐去、蒂丁及幼孩口疳、口糜等症。

真犀黄一分 飞辰砂一钱 滴乳石一钱 大梅片一分 孩儿茶一钱 原寸香三分 上珍珠三分 飞雄精一钱 西月石一分五厘 人中白一钱五分

共为细粉，临症用之，最为神效。

十宝丹 治一切口舌白腐或肿痛，并治喉蛾、痈痹、喉内腐溃等证，吹之神效。

薄荷末一两 生甘草五钱 孩儿茶二两 滴乳石四钱 真琥珀三钱 雪梅丹一两 上冰片四钱 真血竭三钱 明珍珠三钱 犀牛黄一钱

上药共研极细末，临时照症应用。

锡类散 专治一切咽喉肿腐及烂喉痧痧，吹之如神。

真犀黄五厘 人指甲五厘 上梅片二厘 壁蟢窠二十个 净青黛六分 上珍珠三分 象牙屑三分

共研极细末收贮备用。

猴枣散 治喉蛾、痈痹、时疫、喉痧、喉风，不论红白皆效。

真猴枣一分 原寸香八厘 真关黄一分 明珍珠一分 薄荷末三分 三梅片一分 煅中白三分 粉儿茶二分 元明粉三分，飞辰砂四分 西月石三分 九制甘石三分

上药共研细末以备应用。此方除珠、黄、麝、枣、甘石易煅石膏，名喉科八宝丹，又名喉口八珍散，统治一切咽喉轻微等症，不论表里虚实，吹之神效。

赛珍丹 治喉痹、缠喉风、双单乳蛾、喉痈、喉疮、阴虚咽痛，吹之效如仙丹，故名赛珍也。

上犀黄一钱 真珍珠一钱 滴乳石五钱，劈 辰砂一钱 灯草

灰三钱　大梅片一钱　孩儿茶五钱　香白芷二钱，片　黄柏三钱　苏薄荷七钱　净青黛三钱　上血竭三钱　生甘草三钱

各研细末，照药秤准分量和匀，再研极细无声，磁瓶收藏，勿令泄气。

中白散　治长幼走马牙疳，并咽喉疼痛、腐烂、红赤、舌肿、龈臭映血、牙床溃腐等症极效。

人中白一钱　粉儿茶一钱　净青黛一钱　薄荷末五分　元明粉五分　轻马勃五分　三梅片二分

共研细末。如病重者加犀黄一分、珍珠五分其效最速。

凤衣散　治喉痈、喉癣、口疳。

凤凰蜕三钱　粉儿茶三钱　胆南星三钱　橄榄核三钱

共研细末。每药一钱加冰片五厘，研匀备用。如胃脘阻隔不能饮食，再加月石、蒲黄、明雄黄各一钱，青黛五分，研匀吹之，即能进食。

又方　青果炭二钱　川黄柏一钱　川贝母一钱　粉儿茶一钱　薄荷叶一钱　三梅片五分　凤凰衣五分

共研细末。治白喉之圣药。

冰硼散　治慢喉风、哑瘴喉风、一切咽喉口齿肿痛及悬痈、重舌、钻牙疳等症。

西硼砂五钱　元明粉五钱　上冰片五分，飞　朱砂六分

研细应用。去朱砂、元明，加胆矾五分，灯心炭一钱五

分，治白喉痰壅亦名冰硼散。

夺命红枣丹　专治喉风痹、双单乳蛾等症极验神效。

原寸香一钱　三梅片一钱　杜蟾酥一钱　巴豆霜一钱　西月石二分　山豆根五分　老姜粉三分

上药照方拣选研细，称准收藏贮瓶。临用时以红枣一枚，切蒂去核，外皮幸勿损伤，入药黄豆许大，将枣切蒂，一头塞入鼻孔，即闭口目、避风，少顷得嚏，喉渐通快。凡左蛾塞左，右蛾塞右，双蛾更换塞之，必得一周时方效。

雪梅丸　治喉癣，用以纳口咽津。

三梅片一分　犀牛黄一分　山豆根二钱　西官硼八分　飞明雄八分　胆矾三分　孩儿茶八分

共研细末，另用盐梅三个，打，融入药和匀，丸如龙眼大，临卧纳口，过夜即愈，十丸除根。

玉液上清丸　治口舌生疮咽喉肿痛，止嗽清音，宽膈化痰，其效如神。

玉桔梗一钱　春砂仁一钱　西硼砂二钱　元明粉一钱　诃子肉一钱　三梅片一分　百药煎八钱　薄荷叶一两一钱　生甘草一钱

上药共末，炼蜜为丸如圆眼核大，噙化。

如圣围毒膏　治喉外红肿焮痛，风毒发颐、痄腮，温毒疫炎诸毒。

三梅片一钱　川黄柏一钱　生蒲黄一钱　生中白一钱　生甘

草五分　元明粉五分　西月石五分　川黄连一钱五分　薄荷叶一钱五分　净青黛五分　枯白矾四分

共为细末，以蜜水调如膏，围敷患处，令其渐消。兼治丹毒，以靛青水调敷此方，玉枢活血加上更妙，如丹毒不必用之。

太乙吸毒膏　治一切痧后留滞热毒，并治咽喉发炎肿胀，贴之自消，借治痈疽发背。

炮山甲九钱　金银花一两　生大黄九钱　全当归四钱五分　上广皮四钱五分　天花粉三钱　西赤芍三钱　大生地四钱五分　薄荷叶三钱　青防风三钱　香白芷三钱　大贝母三钱　制乳香三钱　制没药一钱五分　甘草节三钱　皂角刺六钱

麻油熬黄丹收，随症摊贴。

外治异功散　治法详于白喉门喉科救急膏条下。

上梅片六分　真血竭六分　制乳香六分　制没药六分　大元参六分　淡全虫六分　原寸六分　斑蝥四钱

共研细末备用。

补遗应用玉枢丹　治瘴气虫毒，解恶药性，服砒毒菌、河豚、死牛马肉、狐狸、鼠、蟒之毒，蛇、犬、恶虫所伤，一切痈疽发背，疮疹赤肿诸瘤，不服水土，莫不应手取效。

山慈菇二两，焙　文蛤三两　红芽大戟一两五钱　千金子三钱　原寸香三钱上药前三味先研末，再入千金、寸香研匀，和糯米浓饮，木臼内杵千余下，分为四十锭，宜端午、七夕、重阳净室斋戒修合，每用一锭，姜汁薄荷汤送下，孕妇不可服用。

第十章　药品选真，制法须知

药之治病务须选真，选真而制法不善亦不能决其实效。犀黄透甲为上，珍珠宝光为佳，原寸必选当门，三梅须视牙色，猴枣紫黑光亮，指甲瓦上存性，朱砂明如铜镲，水飞三次，僵蚕细直水洗，须炒断丝，孩儿茶炒去油液，铁儿茶研末水飞，人中黄乃甘草末塞入竹筒，浸于坑内，冬浸而春出，晒露四十九日。中白俗云坑砂，多年溺器用刀铲取出，放于银罐裹煨。血竭红紫为良，闹羊生晒研粉，蒲黄行血消肿，炒黑止血。青黛染坊本靛为上，洋靛有害。滴乳石轻薄如鹅翎管，碎之如爪甲，光明为真。凤衣哺鸡已出蛋壳取膜。须瓦炙乌骨为上，蟾酥自取为佳，薄荷生晒研粉，生草、桔梗、元参、川芎须选片以晒研。牙皂坚小，去蛀角筋，务炙光亮以为末。橄榄核瓦上煅存性，雄黄精研末水飞妙。龙骨要选五花，必经火煅炼。巴豆去壳研末，纸包砖押去油。斑蝥去翅足焙干研末。大黄酒拌匀，日晒研粉。川贝须选尖头，马勃务要轻浮，姜粉以老姜切片晒研，蟢窠墙取瓦炙黄色。细辛、豆根生晒研末，月石、明矾生煅随方，银花或炒或生，砂仁务须去壳，山甲同炒发透，南星放猪胆阴干，灯草塞入竹筒，泥裹煨透，甘石尿淬七次，三黄九次。黄连晒干研粉，全虫漂去咸味。乳、没每斤用灯心四两同炒，大戟去附枝，水制去骨，切晒，文蛤即五倍子捶破洗焙，慈菇名金灯笼，去皮焙干。千金子即续随子，去壳研去油取霜。金箔，镇心药，为衣如神。川黄柏须择厚大。荆草煎汤浸浓取出，瓦上炙黄，加之蜜汤漉一次，晒干为粉。百草霜须烧茅柴，取其近锅底者，先括去浮面一层，止取中间一层。近铁不用梅，矾即是雪梅丹。取青梅披下圆盖去核，将白矾末塞实在内，仍以原盖覆上，以竹签钉好，过夜明晨用炭火煅之，取其梅内之矾，轻白如腻粉为妙。硝矾俗名玉丹，先用生矾打碎，入银罐内，文炭火入炉煅烊，以箸入罐搅无块为度。再以牙硝打碎，投下十分之三，再下白硼砂十分之三，再入生矾候烊尽，照前投硝硼少许，逐层渐投，直待铺起罐口。烧至干枯，以净瓦盖罐一时，将牛黄、冰片和调，以匙超滴丹上，将罐入火烘干，用碗覆洁净地上，七日收用，轻松宜用，僵硬不化不堪用。制硝择其明净，纹理枪枪者佳。次甲长白厚大，名马牙硝，温汤蘸过，绵纸挹干，仍用纸包好，放灶上六日，湿气白干，白如霜雪。应用焰硝、萝卜各二斤，以萝卜打烂绞汁，再加清水二三碗，同硝武火煎烊，夜置露天。如有雪者，埋在雪中，黎明收取。硝上吊起竖霜，仍将吊过之硝仍照上法再吊再收半月。收完余者，无用所取之霜同装磁瓶，固封听用。但此药务于严冬之际法制为妙，若非此时，终难成功。故古人所谓一味金丹之名也，此是医家秘制，亦后学之津梁，惟宜贵重，功何不彰。

《重订喉科家训》卷一终

重订喉科家训　卷二

崇明刁步忠惠三遗著
男 质明守愚编辑
　 守先录存
门人沈光汉参阅
孙继冲愚幼汇订

第十一章　咽喉症状疗法

咽喉诸症宜分急慢治之。急者治标，慢者治本。外治手术治症之急者也，内服方药治症之慢者也。喉嗌立时闭塞，牙关紧闭，甚至两腮猝然肿而流攻，痰涎上壅，呼吸喘喝，声如拽锯，此际内外关、扁桃腺液膜及淋巴腺处皆肿，滴水不能下咽或有喉部不肿气闭，又如蛇缠之状，骨节胀闷，寒热大作，精神顿废，锁喉、缠喉、弄舌、喉痹、吹舌、内肿、闭喉之类是也。此皆急性病，早不及夕之症也。务须外治精密，然后继以牛蒡宣肺汤，凭症加减服之。如外治内服不应者，则难为力矣。如咽头或喉头红色觉痛，或发剧烈之痛，扁桃腺黏膜肿胀，形寒恶热，头痛身疲，脉浮舌白，辛凉宣表汤主之。此风热喉痈、喉蛾壅肿之类也。如失治增进，液腺皆肿，且有星星白点及成块腐烂，甚至连及蒂丁，难咽水谷，痰多，腮肿结核，胸脘不畅，呼吸不利，骨节烦蒸，胃不嗜食，即欲食而难咽，脉弦洪数，舌腻转黄，辛凉宣表汤加羚、斛、银花主之。此肿烂喉风、烂喉痹、连珠喉蛾、烂沙喉之类也。若失治，再增满喉白腐，或咽喉已得清爽，但上至脑膜碎，有黏液则鼻窍不通，用滋阴清肺法尚可疗治，下至食管、气管液腺内关，略观并无形象，惟用压舌片压至舌根，吊恶始见白色假皮，山汤药点滴难咽，神志模糊，痰塞清窍，呼吸或兼喘喝，身热如焚，或昏迷难言，魂魄无主，脉怪舌燥而毙命也。即神清气爽尚属难疗，此慢性病失治致急者也。不得已，勉立犀角三鲜汤，以尽人事，愿嘱病家，即有精工疗法，贵慎于始也。

四时疗法

昔贤云：外感不外六淫，民病宜分四时，此系内科之条规也。咽喉一科介乎内外之间，其病最险，其变至速，内服方剂，表里寒热，风寒暑湿燥火皆能致生喉症。余所以辨晰四时，喉症仿内科疗法为宗旨。景和先生云，学外科，必须先究内科，有诸内而形诸外者，此之谓也。喉风、喉痹、喉蛾、喉痈等症，春时发生，风热犯上，风温化火，风火上升，温毒上薰之原因也。如因于风热，辛凉宣表汤主之。因于风温，清温解肌汤主之。因于风火，清喉宣解汤主之。因于温毒，滋清解毒汤主之。夏日炎暑，内热烦蒸而上逼清道，致生喉部诸症者，清暑熄风汤主之。务须临症加减为至要也。秋时发生，湿温化热，湿火上攻，湿痰上泛之原因也。如因于湿温，辛芬辟温汤主之。因于湿火，化湿清火汤主之。因于湿痰，降气涤痰汤主之。又有风燥咽痛，清燥利咽汤主之。冬日严寒，水冰地冻，风寒感于上焦，气机不快，血凝而发，各种喉症者，辛温解表汤主之。肾伤寒咽闭下利者，半夏甘桂汤主之。无论四时，咽喉未复而两腮结核红肿，风毒也，熄风败毒汤主之。实邪喉症，原因不外淫感经络，不越肺胃焦胆四经，余少见闻，不过胸中稍有心得，特立数方，仍祈同志裁政增补，为后望也。

喉部内虚症疗法

外感已详，内因当知，心肾久虚，内火上升，咽舌干燥，精神困疲，二便如常，脉象微细而数，舌苔淡无荣。原因由于平时饮酒太过，阴液被伤，或情怀抑郁，又有色欲过度，致精血伤而津液耗，龙雷兴而火炎生，内虚喉症由此而生也。如阳虚之元麦四君汤，阴虚之加味四物汤，精伤液耗之六味地黄汤，弱症喉癣之化癣润喉汤，内虚喉疳之滋阴清火汤，石蛾肿坚之清肝化痰煎，虚烂喉风之六味清喉煎，劳碌喉风之新方清咽汤，骨槽风之当归连翘煎，杨梅喉癣之清热凉血汤，死蛾核之连附甘桔汤，双单死蛾之舒郁降火汤，梅核气之济阴化痰饮，妙法不多，千金一得，是在学者之大纲领也。

第十二章　喉症六淫方诀

咽喉原来由何生，风寒暑湿火之因，兼有痰郁厚味凝，清咽加减自然灵。风木司令风热壅，辛凉宣表可奏功。时痧寒热汗少者，是方增损妙无穷。恶寒发热汗又无，痰气上升喉咙阻，宣肺化痰汤速进，外佐手术症易妥。风助火势性上升，火借风威病渐增，清喉宣解为主剂，君火司令立法神。身疼寒热汗虽有，恶风咽疼风温凑，主方清温解肌汤，兼有时痧亦可瘳。但热不寒且有汗，相火司令病来端，暑热风性上升者，清暑熄风服之安。湿酿成温胸腕闷，发热身疼汗蒸蒸，辛芬辟温加减用，湿土司令方最灵。湿热化火上逼喉，舌黄溺赤烦热究，化湿清火水煎服，管教一服可能瘳。湿痰上泛困咽喉，呼吸不利兼痰嗽，舌腻有汗脉弦滑，宜以涤痰降气谋。形寒恶热头或痛，燥金司令风邪蒙，清燥利咽为主方，内燥清金养阴宗。寒水之令喉患生，发热增寒及头疼，汗少身疼脉浮紧，辛温解表法最灵。肾伤寒症属少阴，咽喉闭塞下利频，症系脏寒忌投凉，半夏甘桂得回生。若是风毒生两腮，熄风败毒效是神，以上六淫时邪感，化火化燥亦须知。失于疏达邪入里，热入心包昏不知，急进泄热通络饮，临时加减审病情。化燥灼津侵荣分，解毒提班候佳音，昏痉谵语时或笑，救阴平肝或能好。班疹痉厥神昏冒，息焚救液听命方，七二条目知其要，何患咽喉不安康。

诸方主治条诀

清咽散 治一切咽喉肿痛，或红或白，形寒恶热，头疼身痛，汗少不得宣达，风痰壅塞，汤饮难咽，神效。

甘草 桔梗 荆芥 防风 牛蒡 枳壳 薄荷 前胡

煎服。

郁热痰多加川贝、蒌仁，食滞不快加神曲、谷芽，呕逆加橘络、竹茹，便泻加葛根、荷叶，血热加丹皮、栀子，热甚加黄芩、黄连，火毒加银花、连翘，便秘加青宁、明粉，溺赤加赤苓、木通，胸下痞闷加川朴，咳嗽加杏仁、杷叶，秽浊加佩兰去甘草，痉厥动风加羚羊、钩藤。

诗曰：详甘桔荆防，枳荷蒡前胡，同上成妙方，喉蛾痈痹风痰壅，临症加减机要。

辛凉宣表汤 治风热上壅，喉蛾痈痹，寒微热甚，头痛而眩，或汗多，或咳嗽，或目赤，或涕黄，舌白带黄，脉浮数，此汤主之。

荆芥　防风　桑叶　薄荷　象贝　绿衣　山栀　连翘　生草　桔梗　淡竹

煎服。

痰滞加枳壳、橘红，目赤加杭菊、蒺藜，咳嗽加杏仁、川贝，神昏痉厥加钩藤、羚羊。

诗曰：辛凉宣表荆防翘，桑荷栀子同桔草，竹叶贝母绿豆衣，风热上犯凉解讨。

宣肺化痰汤　治锁喉缠喉，痰涎上升，呼吸短促，形寒烦热，骨节胀闷，脉弦紧数，舌黄尖绛，朝不及夕之危症也。

牛蒡　连翘　防风　薄荷　生草　竹沥　荆芥　杏仁　蒌仁　元参　枳壳

煎服。

诗曰：宣肺化痰牛蒡君，荆防翘荷杏蒌仁，枳壳元草竹沥等，锁喉缠喉风为灵。

清喉宣解汤　费氏云：风助火势，其性上升，面红目赤，口燥咽肿，法当清解上焦，风火熄而烦热咽痛自愈。此方主之。

牛蒡　前胡　连翘　山栀　花粉　桔梗　元参　薄荷　银花　生草

煎服。

脘闷加枳壳，郁热加芍药，燥痰加川贝，液少加麦冬、细地，去前胡。

诗曰：清喉宣解蒡前参，甘桔银翘栀荷粉，风火咽喉红肿痛，疏风清火解毒性。

清温解饥汤　治风温咽痛头疼，恶风身热自汗，咳嗽口渴，舌苔微白，脉浮而数者，此方为主。

防风　牛蒡　杏仁　前胡　蝉衣　豆豉　荆芥　葛根　桔梗　淡竹

煎服。

诗曰：冬寒隐藏春感风，汗少发热咽痛红，荆防前桔杏蒡豉，粉葛蝉衣竹叶同。若是温毒发咽痛，雷氏清热解毒宗，加上甘桔绿豆衣，除却洋参效如龙。

清暑熄风汤　治热病风暑，发热汗出，口渴心烦，不恶寒而反恶热，咽喉红痛或白腐肿甚，脉来洪大，舌黄或燥，乃三焦相火升腾上窍，阳明热甚之症。此方主之。

元参　麦冬　石膏　丹皮　薄荷　桑叶　川贝　鲜地　银花　六一散

煎服。

如发痧加荷叶、牛蒡，发斑加栀子、绿豆衣，谵语、昏狂加紫雪丹，热极生风加羚羊、钩藤，呕逆加竹茹、橘络，角弓反张、牙关紧闭去石膏、六一加犀角、羚羊、钩藤、连翘、竹叶。

诗曰：君相之火上侵喉，清暑熄风方法优，白虎六一元麦贝，丹地银翘桑荷瘳。

辛芳辟温汤 治湿温咽痛，始恶寒，后但热不寒，汗出胸闷，舌苔白或黄，口渴不引饮，脉洪或细缓，此汤主之。

佩兰 云苓 橘红 蒌皮 焦栀 砂壳 米仁 牛蒡 芦根 丝通

闷乱烦躁，身热神昏，瘖难透达，加薄荷、鲜菖、青蒿，另用玉枢丹磨服。如内陷化燥，津液伤而脉实，舌干黄者，以清暑熄风汤随症加减。

诗曰：湿酿成温喉病生，辛芬辟温汤如神，兰蒡蒌苓栀子并，橘通砂苡芦根成。

化湿清火汤 治湿热风火上薰喉窍，咽痛身热，微汗烦渴，脉来浮缓或细数，舌苔黄腻，小便短赤，宜用此方。

薄荷 连翘 川贝 元参 云苓 银花 苡仁 焦栀 淡竹 荷叶 六一散

煎服。

诗曰：化湿清火六一苓，银翘荷贝栀苡仁，元参淡竹鲜荷叶，湿郁化火是法灵。

降气涤痰汤 治素有痰饮或受雾露潮湿，内蕴太阴，脾不运化而生痰，兼之风火上犯，痰气交阻，壅塞上焦，痰多咳嗽，咽喉肿痛，服之神效。

苏子　前胡　杭芍　生草　桔梗　浙贝　连翘　毛红　云苓　法夏　元参

煎服。

诗曰：降气涤痰用二陈，苏子前胡桔元参，连翘浙贝杭白芍，湿痰火郁水煎吞。

清燥利咽汤　治头疼眩晕，形寒恶热，咽喉肿痛，舌苔薄腻微黄，乃风燥上犯之症也。

元参　杏仁　川贝　桔梗　连翘　牛蒡　薄荷　焦栀　绿衣　生草　细地

煎服。

按：主治条下眩晕二字是误载，若有见此，当加桑叶、滁菊。

诗曰：清燥利咽参杏贝，翘荷甘桔生地随，焦栀绿衣水煎服，秋燥咽疼第一推。

辛温解表汤　治客寒协风性传入太阴，恶寒发热，头疼身痛，脉浮紧，舌苔白，咳嗽无汗，咽喉肿痹，乃寒凝气滞，血络结痹，壅阻上窍者宜之。

防风　苏叶　广皮　桔梗　荆芥　姜夏　枳壳　生草

煎服。

诗曰：辛温解表荆防苏，甘桔广皮枳夏扶，咽喉肿疼因风寒，疏风温解用之妥。

熄风败毒汤　治发颐、痄腮、痧毒、喉肿因于风热结毒者，此方主之。

连翘　赤芍　元参　银花　滁菊　草节　淡芩　花粉　归尾　薄荷　冬桑

煎服。

诗曰：熄风败毒翘赤银，归芩花粉参草增，桑菊薄荷流水煎，风毒肿痛效力能。

半夏甘桂汤　治少阴伤寒咽痛下痢，脉沉细、舌白、不渴，以此加减为主。

桂枝　半夏　茯苓　桔梗　米仁　骨脂　干姜　泽泻

煎服。

诗曰：伤寒咽痛下痢频，半夏甘桂得回生，茯苓米仁补骨脂，干姜桔梗泽泻停。

清热宣络饮　治风毒上壅阳络，身热咳嗽口渴，胸痞头目胀大，面发泡疮者神效。普济消毒饮亦佳。

荆芥　薄荷　连翘　元参　牛蒡　马勃　青黛　银花

煎服。

诗曰：清热宣络翘荷荆，马勃青黛蒡元参，银花同上水煎服，普济消毒亦神灵。

解毒提癍汤　治风温、温毒、时行热邪深入阳明荣分，口渴、咽痛、目赤、唇肿、气粗、烦躁、舌降、齿燥、痰咳，甚至神昏谵语、下利黄水，用之以冀万一。

犀角　连翘　葛根　元参　赤芍　丹皮　麦冬　紫草　川贝　中黄

煎服。

诗曰：解毒提癍犀角先，丹芍葛根参贝添，冬翘紫草中黄并，温毒内陷必须煎。

泄热通络饮　治湿温、时毒内陷，化火灼烁津液，肺胃荣分被扰，逆传心包，热极动风，手足瘛疭，口渴痰咳，身热昏愦，状若惊痛，不语如尸厥，脉弦数，舌苔焦燥，咽痛碎腐者，出一救治之法。

犀角　羚羊　尖贝　青蒿　连翘　知母　麦冬　双钩　菖蒲

另加至宝丹一粒，开水化先服，再以煎服之药继用。

诗曰：泄热通络犀羚蒿，知贝连翘麦冬讨，双钩菖蒲至宝丹，湿温热灼或可好。

救阴平肝汤　治温热极甚，壮热口渴，舌黄或焦红，发痉、神昏谵语，或笑，邪灼心包，荣血已耗，宜用此方。

犀角　连翘　菖蒲　鲜地　元参　羚羊　双钩　银花

煎服。佐以至宝丹先服。

诗曰：救阴平肝即通络，当去知贝及青蒿，生地银参增入用，清神救液用之妙。

息焚救液汤 治湿温、温热、风温、咽喉肿腐，壮热烦渴，脉洪数，舌焦红，斑疹隐于肌肤，内陷不达，胸痞自利，神昏痉厥，热邪流注表里，三焦乃大危之候，用此以冀万一。

犀角 羚羊 生地 元参 银花 紫草 菖蒲 丹皮 连翘 薄荷 石斛 麦冬 金汁

煎服。

诗曰：息焚救液犀羚参，丹地紫草连翘银，冬荷石斛菖蒲等，加上金汁望佳音。

喉症内虚方诀

阳虚津衰脾弱症，元麦四君方法灵。阴液虚少血不足，加味四物法最神。水虚火旺诸虚损，六味加减效力能。喉癣由于虚火腾，肺金太旺气相蒸，红丝点粒如芥子，化癣润喉立法神。欲识喉疳所以生，肾虚火旺沸腾腾，上腭喉间生白点，滋阴清火自然宁。石蛾生发有两层，有原不足有胎生，肝火痰结与风热，清肝化痰妙方增。虚烂喉风虚火炎，鲜红上下白斑全，痛烂不肿脉细数，加味清喉力回天。劳碌喉风肝肾虚，发于关内满喉齐，红根白点血腥味，新方清咽水煎驱。骨槽风起太阳经，因于郁怒致伤筋，思虑伤脾肌肉结，当归连翘效如神。杨梅结毒癣由生，片白喉中秽气闻，白色变黄才可喜，清热凉血急迫寻。喉内肿如桃李形，或左或右单蛾名，不痛日久死蛾核，连甘桔附频服应。双单死蛾生喉边，胎郁胞垢怒伤肝，郁火痰结幼儿是，舒郁降火服之安。回食单名梅核风，一名电气入喉中，郁气根由妨碍食，济阴化痰二陈宗。以上虚火犯咽喉，不与六淫治相同。

诸方主治条诀

元麦四君子汤 治阳虚津衰，上午咽痛，神疲食减，脾胃不足，脉形濡数，舌薄而干，肢体痿弱，日久不愈者，神效。

润元参　剖麦冬　西党参　焦白术　生甘草　云茯苓　化橘红　薄荷梗　玉桔梗

水煎服。

诗曰：阳虚元麦四君汤，参术苓甘元麦当，桔梗橘红薄荷梗，神疲食减喉痛康。

加味四物汤 治阴虚液少，午后咽痛。喉燥，舌干，无苔，一切贫血症，经久不愈，此方主之。

蒸熟地　杭白芍　西归身　真川芎　生甘草　黑元参　剖麦冬　白桔梗　制香附

水煎服。

诗曰：加味四物妙难言，午后咽痛贫血见，芎归地芍元麦草，桔梗香附流水煎。

六味地黄汤 治肝肾不足，真阴亏损，精血枯耗，五痨七伤，虚火上炎，舌燥咽疼，乃壮水制火之妙方也。

蒸熟地 粉丹皮 片云苓 山萸肉 淮山药 建泽泻

水煎服。尺脉旺而龙雷升腾者加肥知母、川黄柏；尺脉弱而火力衰者加淡附片、安南桂；阴液不足加乌元参、提麦冬；降火益源加桔梗以清上源，老人、虚人咽痛自愈也。

诗曰：肾阴久虚火上升，咽疼齿痛口燥宁，药苓丹地山萸肉，元麦泽泻水煎吞，或加知柏或桂附，壮水益火临证分。

清金化癣汤 治虚火上炎，肺金太旺，咽喉燥痒，红丝点粒缠绕，饮食阻碍微痛，久则喉哑失音而不可救矣。

润元参 剖麦冬 白苏子 东白薇 生甘草 炙紫菀 牛蒡子 白芥子 蒸百部

水煎服。

诗曰：肾火烁金喉癣生，元麦苏芥白薇增，紫菀蒡草百部并，清金杀虫效如神。

润喉汤 治喉癣服化癣汤三四剂之后，用此方调理。

蒸熟地 剖麦冬 生苡仁 大生地 炙桑皮 山萸肉 川贝母 生甘草

水煎服。

诗曰：润喉汤用生熟地，桑贝苡仁山茱萸，麦冬生草煎成服，养阴清金喉癣离。

滋阴清火汤 治喉疳因肾虚火旺升腾上窍，上腭及扁桃腺内外黏膜红白细点，平坦无刺，声不哑，不咳嗽，两尺脉虚者宜之。

大生地 粉丹皮 焦山栀 乌元参 奎白芍 女贞子 玉桔梗 南薄荷 云茯苓 生甘草

水煎服。尺脉旺加知母、黄柏，俱宜盐水炒，男加龟板，女加鳖甲。

诗曰：喉疳肾虚火上炎，滋阴清火丹栀桔，苓芍地草贞元荷，男龟女鳖加法全。

清肝化痰煎 治石蛾但肿不痛，因胎生本原不足，乃肝火老痰结成恶血，凡遇辛苦或受风热即发。忌用刀针，先用甘、桔、荆、薄、牛蒡、防风、冬、地、贝母、木通服之，后用此方。

大生地 粉丹皮 京川贝 牛蒡子 玉桔梗 剖麦冬 潼木通 苏薄荷 生甘草 灯心

水煎服。初起形寒恶热加荆芥、防风。

诗曰：清肝化痰丹地草，蒡贝桔梗木通讨，麦冬灯心薄荷循，肝火老痰石蛾好。

加味清喉煎 治虚烂喉风，本原因不足虚火上炎，喉间白斑痛烂，连扁桃腺及内外粘膜，视之不肿，六脉细数，宜以此方。

润元参　大生地　粉丹皮　荆芥穗　玉桔梗　焦山栀　天花粉　牛蒡子　生甘草　南薄荷　青防风

水煎服。尺脉旺去荆、防加知母、黄柏。

诗曰：加味清喉丹栀粉，甘桔荆荷蒡元参，增上生地水煎服，虚烂喉风效力能。

新方清咽汤　治劳碌喉风，肝肾两虚，发于扁桃腺内黏膜红点，根白不肿，常有血腥之气，宜用此方。

乌元参　女贞子　大生地　剖参冬　潼木通　粉丹皮　枣杞子　生首乌　大连翘　生甘草　南薄荷

水煎服。

诗曰：清咽汤与散殊异，元麦丹地女贞杞，木通首乌荷翘草，劳碌喉风神效奇。

当归连翘煎　治忧思郁虑，邪毒交乘结聚太阳经络，或恼怒伤肝致筋骨紧急，思虑伤脾致肌肉结肿，膏粱厚味致脓多臭秽，其状于耳项皮肤间隐隐有核，渐如桃李便觉肿痛。初则坚硬不消，久则延烂难愈，甚致齿牙堕落，牙床腐秽。初起用蛾翎探吐风痰，次以陈艾灸耳垂下五七分，再用煎药骨槽风，不过如此治法。

全当归　大连翘　焦枳壳　大生地　牛蒡子　二宝花　西赤芍　制胆星　京元参　元胡索　淡条芩　粉丹皮　射干片

水煎服。

诗曰：当归连翘著方名，骨槽风症务须吞，丹地枳芍元蒡胆，元胡银芩射干成。

清热凉血汤 治杨梅喉癣，因棉花疮毒未尽而结于咽喉，其状周围紫晕渐至腐烂，烂上则鼻平陷，烂下则饮食难进，多至不救。初起不觉，或十日半月始知。当以清热凉血补脾佐吞百宝丹二三十服，若体弱痰多、嗽重声哑者不治。

木生地 天花粉 淡条芩 杭白芍 牛蒡子 川黄柏 粉丹皮 金银花 元参 青防风 皂角刺

水煎服。体弱加茯苓，嗽重加山药、苡仁、知母、杏仁、蒌仁，热甚加犀角、黄连服十剂之后，另服犀羚贝母膏。

诗曰：喉癣烂而侵脑经，号曰杨梅不虚名，地芍芩粉丹柏银，防风角刺元蒡能。

犀角贝母膏

羚角八钱 犀角八钱 丹皮八钱 当归五钱 元参五钱 黄芩三钱 黄柏三钱 防风三钱 射干三钱 荆芥三钱 牛蒡八钱 连翘六钱 枳壳六钱 花粉五钱 苡仁五钱 土贝母一两 土茯苓五钱

煎汁约四大碗，滤渣，将汁再熬稀糊，纳炼蜜半斤，收贮磁罐，日服四次，卯巳未亥四时每次半钟，以灯心汤调和送下。忌生冷发气之物。体弱者去黄连、花粉，加白芍、陈皮、石斛。恶心，砂仁汤送下。如合丸，去黄连、羚角、荆、防，日进二次，每次二钱。

百宝丹

牙皂一两　银花三两　朱砂五钱

研细末，每服六分。以冷饭块三两，水三碗煎至碗半，分作二次服，须在巳午二时，必二十余服方能见效。食时多服猪油、麻油以润肌肤脏腑。忌茶，酒，牛、羊肉，面食，葱，蒜等物。

连附甘桔汤　治死蛾核，因胃中有实火，膈上有稠痰，或气郁火生，核硬色白。

细川连　制香附　苦桔梗　淡条芩　上广皮　焦枳壳　京元参　生甘草

水煎服。

诗曰：连附甘桔枳壳增，元参广皮及黄芩，死蛾但肿不作痛，清火利气化痰灵。

舒郁降火汤　治双单死蛾风，因胎郁胞垢或怒气伤肝兼之火郁痰滞，一边为单，两边为双，小儿生者是，大人者非。

制香附　大连翘　广陈皮　淡条芩　川黄柏　川黄连　天花粉　生甘草

水煎服。

或用牛蒡子汤亦神效。方用青皮、黄芩、陈皮、麦冬、栀子、连翘、当归。

诗曰：痰气滞郁结于喉，双单死蛾不痛究，翘草陈粉芩柏连，香附舒郁降火求，更有牛蒡汤亦宜，青芩陈麦栀连归。

济阴化痰饮 治阴虚火灼，忧思郁虑致成喉生梅核气之候。

大生地 金银花 京元参 上广皮 川尖贝 远志肉 川柴胡 玉桔梗 云茯苓 生甘草

诗曰：济阴化痰梅核气，参贝陈银甘桔地，柴胡云茯远志肉，加减治病总相宜。

加味二陈汤 治梅核气。

云茯苓 法半夏 广陈皮 老苏梗 制川朴 焦枳壳 阳春砂 六神曲 生甘草

引生姜，水煎服。

诗曰：二陈汤以橘红君，半夏为臣甘草苓，苏朴枳砂六神曲，引姜三片水煎成。

《重订喉科》卷二终

增订喉科家训　卷三

崇明刁步忠惠三遗著
男 质明守愚编辑
　 守先录存
门人沈光汉参阅
孙继冲幼愚汇订

白喉治法

夫咽喉乃一身总要，呼吸出入处也。咽以咽物，喉以候气，为肺胃水谷之道。《内经》云：一阴一阳结而为痹。此指风痰火郁上凝清窍而言。故用甘、桔、荆、防、蚕、薄等品加减主之。前贤已有成法，不必阐术。今之所谓白喉者，肺肾阴虚之症也。以少阴经脉挟咽，太阴经脉属喉。肾阴久亏，虚火上炎，灼烁肺经，上薰咽喉，遂现白点，不肿但红，或有肿腐。其症微寒、恶热，自汗，骨节烦闷，按脉细数而浮，舌色薄黄、底绛或喉燥津干之象。治宜养阴清肺汤，一二剂可愈。如阴虚之中复感外邪，恶寒汗少，先以除瘟化毒汤清解之，或前方加荆、防亦可治之。如阴虚火旺之体误投表药，内热化火，饮水即呛，眼红声哑，牙紧气逆，口出臭气，咽喉肿烂，身热如焚，脉来数疾，舌色焦黑无津，症已难治，急用神仙活命汤清火败毒，间有生者。如脾土难以运化，呕吐泄泻者，宜以兼顾脾胃为主，养阴和中煎、养阴固土饮择而用之。

圣　言

仲景云：少阴病，心烦，咽痛白烂，用猪肤凉润法。可知白喉亦属少阴内热薰蒸，故用一派凉润之品，是乃猪肤汤之功臣，可与仲景书并行于世。

白喉治法五门

清　解

《内经》云：冬伤于寒，春必病温。以冬受微寒之气，伏于少阴，少阴肾水不足，寒化为热，至春，风邪用事，新凉外袭，受于肺胃。初起形寒发热，汗少心烦，咽喉红痛，脉来浮数，舌苔底绛、薄白。此时伏热未发，速投除瘟化毒汤，清解肺胃新感之气为要。

歌云　白喉症本轻，以及风邪侵，只许清解药，除瘟化毒灵。

粉葛根　忍冬花　霜桑叶　薄荷叶　生甘草　川尖贝　小生地　童木通　枇杷叶　淡竹叶

加药法　大便闭者加瓜蒌仁二钱、郁李仁二钱；胸下胀闷者加焦栀壳一钱五分、炒麦芽二钱；小便短赤者加车前子三钱、灯心一钱。

除瘟化毒白喉初，轻而未白服此多。

葛根金银冬桑草，荷贝地通枇竹临。

养　阴

前言清解肺胃新感之气，但可施于初起。若热多寒少有汗，咽喉已现白象，脉数苔黄或细数而浮，骨节烦闷，此系肾阴久亏，伏寒化热与肝阳之性上烁肺金之故耳。当此之时宜以养阴清肺汤滋阴生津，平肝熄风，可云全愈。如有外感，加入荆、防疏解可也。

歌云　养阴清肺汤，始终要守方，随症酌加味，连服效如彰。

麦冬　白芍　生地　粉丹皮　京元参　薄荷叶　川尖贝（生加药法）　甘草

喉间肿甚者，加煅石膏；大便燥结，数日不通，加青宁丸、元明粉；胸下胀闷，加神曲、焦楂；小便短赤，加木通、泽泻、知母；燥渴者加天冬、马兜铃；面赤身热或舌苔黄，加忍冬花、大连翘。

养阴清肺麦冬芍，生地丹皮元参酌。

荷贝甘草此方用，方外变通临时加。

降　火

少阴病肾亏火旺，并无外感，误投表散开达之品，以致肝肾之火直冲肺胃，咽痛难咽，咽下即呛，眼红声哑，大热烦躁，脉来三部有力，舌色燥黄、尖绛，或谵语神昏，已属不治，急以神仙活命汤可冀万一之计。

歌云　若遇极重症，或被表散误，神仙活命汤，冀可得生路。

龙胆草　润元参　马兜铃　板蓝根　瓜蒌仁　生石膏　杭白芍　川黄柏　大生地　生栀子　生甘草

加药法　如舌有芒刺，谵语神昏，加乌犀角；大便闭塞，胸下满闷者加川朴、枳实；便闭甚者再加莱菔子、生大黄；小便短赤者加肥知母、福泽泻、车前子。

神仙活命用元参，龙胆兜铃板蓝根。

石膏栀子川柏片，地草瓜蒌芍药增。

和　中

脾胃为后天根本，运化谷食，虽病无害。白喉乃少阴内热薰蒸，兼有呕吐泄泻。明是脾胃不足，不能泌清别浊，宜以顾脾胃为急务。养阴和中煎、养阴固土饮因症施用可也。

歌云　白喉未服药，呕泻和中煎，服后如吐泻，养阴固土全。

养阴和中煎

润元参　花提冬　湖丹皮　大生地　炒麦芽　南薄荷　广藿香　缩砂仁

养阴和中元麦冬，丹地麦芽薄荷同。

藿香砂仁水煎服，尚未服药吐泻宗。

养阴固土饮

广藿香　阳春砂　酒生地　肥麦冬　奎白芍　川尖贝　焦麦芽　生甘草

养阴固土香砂仁，生地麦冬甘芍临。

川贝麦芽流水煎，服药之后吐泻宁。

善　后

白喉愈后元气已虚，余毒未清，宜以银花四君子汤培土清毒，以防后患。如纳食运化，先天未复，腰膝无力，津枯咽干者，治宜养正汤固本而消余毒，此善后之妙法也。

歌云　银花四君汤，善后培土方，更有养正汤，肾虚急煎尝。

忍冬花四君子汤

潞党参　制于术　生首乌　忍冬花　生甘草

白喉善后脾胃虚，银花四君最为宜。

参术首乌金银花，生草加上患可离。

养正汤

生玉竹　生地黄　熟地黄　天花粉　淮山药　云茯苓　制首乌　麦门冬　杭白芍　女贞子　西归身　生甘草

养正汤用二地黄，山药玉竹麦苓当。

花粉首乌甘芍等，更有女贞服之康。

此以上乃治白喉之要法，又有手法针少商，药水搅痰法，通关开喉法，外吹散药法尚未言明，再列于后，以便应用之计。

白喉未兼温邪，牙关不紧，外法不可用也。如有外邪夹杂，不得不用外法兼治。

外治法

如口噤，先针四穴，鼻中吹以通关散，再以鹅毛蘸药水探吐痰涎，后以温水漱之，再以三种吹药认证择用为妙。

第一种吹喉**冰硼散**

梅花冰片三分　真西硼砂一钱　选真胆矾五分　精烧灯心灰一钱五分

共研极细末吹之。

第二种吹喉**凤衣散**

青果炭二钱　川黄柏一钱　川尖贝一钱　孩儿茶一钱　三梅

片五分　薄荷叶一钱　凤凰衣五分

共研细末吹之。

第三种吹喉**瓜霜散**

西瓜霜二钱　上辰砂四分　上冰片二分　煅中白二钱　明雄精二厘

共研极细吹之。

喉科救急膏　治一切喉症肿痛腐烂，用此膏贴喉外，五六时揭去，有水泡以银针挑破之。

斑蝥四钱　真血竭六分　制乳香六分　制没药六分　淡全虫六分　原寸六分　大元参六分　上梅片六分

斑蝥去头翅足，糯米拌炒，以米色黄为度。去糯米，除血竭外，共研极细末，再以另研血竭和匀，每用如小黄豆大一团，放膏中贴之。

按：水泡挑破之后，外以三妙膏贴上，以免感风发肿之虑。

喉科通关散（秘方）

皂角炭　真川芎　灯草灰　三梅片　真金箔　原寸

共研极细末，用少许吹之鼻中。

喉科药水各处药房皆有。

《增订喉科家训》卷三终

增订喉科家训　卷四

崇明刁步忠惠三遗著
男 质明守愚编辑
　 守先录存
门人沈光汉参阅
孙继冲愚幼汇订

白喉喉痧相似不同义

白喉，咽喉腐也。喉痧亦咽喉腐也。何以相似不同也，是属难辨。谁知白喉由以肾虚火旺，里症也。咽喉虽腐，有汗发热，其势缓，自下焦而至上焦。喉痧为厉疫之气，由于口鼻传入，表症也。咽喉肿腐，发热无汗，其势急，自上焦而至下焦。一属阴虚，一属阳邪，不可不知。今医治白喉未能治喉痧，治喉痧不能治白喉。余今会通者，治白喉即能治喉痧，治喉痧亦能治白喉，即此二症，古书虽未畅论，大意有之，惟仲景云：少阴病，心烦、咽痛、白烂，用猪肤凉润法。今之白喉书亦从圣书套出，并非新出症名也。所称白喉者，以咽喉白腐也。即如喉痧一症，仲景有阳毒咽痛之文，叔和有温毒之号，然其治法未详，后贤论症处方者无数，有用辛温表散法，又有辛凉解肌法，又有寒凉抑火法，论症虽详而方法各异也。吾今考其原因，辛凉透表最属近理，初起连剂并进，无不汗畅痧透。若过于辛温表散，仍恐汗多亡阳，火热莫制，且疫痧烂喉挟温者多，不得纯用温散。吴淮阴云："温者热之渐，热者温之极也。"斯言是也。学医者辨明表里虚实寒热之旨，考古酌今，灵机活泼，非但二症可治，即一切之症皆可治也。

喉痧明证说

喉痧由厉毒内伏，其未发之先，必五内烦躁，手掌心热，渐渐咽痛憎寒，发热胸闷口渴，有痧者热势必壮，用大红纸卷成条，蘸菜油点火，照看头面颐项，见有痧点隐隐及周身肤腠通红者，无论咽喉红与不红，肿与不肿，腐与不腐，但觉咽痛或曾痛过，发热后反不甚觉痛者，均属疫痧。急宜照后各方畅为透达，既透方清，层次不可搀越，转捩不可呆钝。盖从来风火之重，变幻之速，无有过于此症者。一落呆相便多贻误，亦有偶然感触，内本无邪，仅见咽痛寒热，热不甚壮，肤腠不红，胸闷、口渴亦微者，但须乘其初起之时，照方疏解，不至发痧，热退痛定可愈。至于失治邪陷，则有腮肿，颊车不开，唇口紧小，肢体肤黑欲脱，舌绛喉腐，痧点半隐不透，驯至神昏谵语，气喘腹泻，鼻煽鼻煤，音哑痉厥，不可为矣。喉痧发于肺胃，初起憎寒发热，为肺邪欲泄之象，所以必现咽喉肿痛者，咽喉为肺胃道路。顾氏为热淫浮越者是也。其琐碎小粒为痧。痧者，沙也。红晕如尘沙而起，属肺。其成片如云，头突起者为瘄。瘄者，丹也。或隐在皮肤之间，多起于手足身背之上，前贤为属脾，以脾主肌肉故也。余则以为此正。胃腑之热淫外越耳。盖阳明亦主肌肉也，有一见即化者，有痧透后始化者。其如疙瘩块者，发者多麻木而痒。此系其人肝热而兼湿痰，药宜佐以泄肝、化痰、渗湿之品。至于失治邪陷，初陷则在少阳、阳明耳，前后肿陷之深则颊车不开，唇紧肤黑，阳明风毒极盛也。其舌苔黄而底白者，犹在气分，至舌绛则直逼营分矣。营分受邪则逼入心络，再陷则神昏谵语，毒陷益烈，恶候并见，不转瞬而风火交煽，痉厥立至，鼻煽音哑，肺阴告绝，顷刻云亡。其气喘、腹泻、鼻煤之症，微者可治，甚者不可治，当以后立各门中求之。

喉痧先宜疏表说

古来治喉痧者，莫不重于咽喉而忽于痧疹，早进寒凉，遏伏疫邪之故耳。凡厉疫之气，由口鼻而入于肺胃，发必由肺胃而出于肌表。热淫上升，咽喉必痛，所以必先透痧为要，痧透之后，再议治喉，此一定之理也。是症之源流，痧疹为本，咽喉为标，苟非洞开毛窍，何以泄其毒而杀其势，此开手所以用透表法也。俾汗畅而丹痧外达，至无恶寒壮热之象，则外闭之风寒已解，内蕴之毒火方张，寒凉泻热初起是所忌投，既透之后又不得仍用辛散也。

解秽发散疏风疏肺说

时令不正，天阳之气及地质秽浊之气由口鼻而入，弥漫于无形，势必芳香以解之，如卧龙丹、太乙丹、辟瘟丹之类是也。

属痧阳腑经邪，初起必从发散。疫痧受邪重于时痧，尤宜即与开达，如荆、防、豆豉之类是也。

疫痧每发于火旺风胜之年，且必触时令之毒风而发，故疏风为必需之品。若已成火化者，桑、蒺可参用也。

疫痧疏肺者，以肺主皮毛，肺气开则皮毛亦开，自无壅滞不透之患，且肺主一身之气化，清肃下行，诸气受治，疫痧亦因而自溃，故蒡、前、杏、贝、桔梗循经速达，皆为斯症之妙品，临症宜细审也。

疫毒两腮结肿说

疫邪郁于少阳、阳明之经络，凝结上焦，遂致两腮结肿，今之所谓痧毒。古云鳗鲤瘟是也。当用柴胡、葛根、防风、蒺藜。颊车开阖不利，只用防风、蒺藜加于主药中可也。口唇紧小，肤黑欲脱，秦艽、蒺藜加之以上痧未透清之治法。又有痧疹透后结核肿痛，未成脓者，用消风化痰，活血解毒以散之，如桑叶、蒺藜、牛蒡、前胡、杏仁、贝母、甘草、桔梗、赤芍、制蚕之类治之。

望舌说

舌苔白腻而滑，表有风寒。白而厚腻，内挟秽浊不正之气。微黄，渐从火化，黄甚，痧火烁气也。尖绛，邪热入心，纯绛，色鲜泽，边尖生刺，痧已透，为营热外泄未透。紫绛而干，根边多带黄白厚腻，此表邪未透，痧火已烁及营分，为难治。中心焦黑，舌短缩，干绛而硬，中心焦，神昏者，皆不治。

善后说

喉痧愈后，须善自保卫，以复太和。其余热须清泄净，尽可加培养，宜薄滋味，节饮食，谨嗜欲，一切腥膻发物及房室俱宜远戒，否者痧后余波变怪百出，慎勿轻身尝试。

喉痧顺逆治法论

夫喉痧一症，疫邪由口鼻而入于肺胃。盖肺主皮毛，开窍于鼻，胃主肌肉，挟口环唇。西医云：人吸空中养气而活。所谓养气，即天阳之正气也。如吸正气，何病之有？今之疫邪者，乃天阳时令不正及地质秽浊之气与养气相浑而入于肺胃二经。故必由肺胃之经络而发于咽喉，初起憎寒发热，身疼无汗，遍身痹痧，咽喉肿痛，斯时即进辛凉解散汤引痧出外为妙。又有初发即神昏谵语，疫邪侵袭神经，毒素流行三焦，辛凉宣透法主之，使痹痧透达，不致内窜可也。此一二日大概情形也。如初起误投寒凉，表邪未透，内郁化火，壮热烦躁，痧隐肌肉，面红目赤，骨节疼痛无汗，咽喉肿痛腐烂，乃一阴一阳之火乘威上亢，销烁肺金，由是音哑、鼻塞并见也。速投疏达以开其毛窍，清里以化其毒火，吹以化腐丹，使疫邪不上焰，毒火不内射，可望转机之理。此三四日之情形也。主方以清凉解毒汤可也。至五六日热势更甚，汗少痧隐，神昏谵语，喉腐且臭，唇燥舌干而绛，气机不利，津液枯涸，此系初时失于透表或误进苦寒逼其疫毒内陷，自肺胃营分逆传心包，竟成难疗之候。治仿犀角地黄合清宫汤，佐以紫雪丹，和入金汁，外吹珠黄散，清凉解热，芳香逐秽，冀侥幸于万一。如痧尚未达，壮热无汗，内火已炽，大便干结燥实，腑气不通，治以表里两解凉膈散加荆、防主之，使其痧透火清而大便通行为妙。又有汗出痧透液伤，燥结便秘者，滋阴清肺中加元明粉、生军养液润燥可愈。如误治或失治，至七八日咽喉腐烂，汗出漫热，音哑无声，气逆喘急，苔色绛干，此阴阳俱亏，疫毒内陷，津液灼耗，痰涎冲激致令肺气不能降，肾气不能纳，内闭外脱之象。姑以扶正涤痰汤尽人力以待天命而已。愈后调理以生津养液加减滋阴清肺汤为主。总之此症肺胃二经为受病之根本，先散后清为治法之宗旨。先哲云：骤寒则火郁而内溃，过散则火焰而腐增。此二语至理名言，卓然不拔。若初起而骤用清滋化火而妄投表散，其不致偾事者几希，可不慎欤？拙见如此，祈高明裁政，余之获益无既，苍生亦共被福泽也。

喉痧治法五门

疏　达

疫邪自口鼻而入于肺胃，病必由肺胃而见于咽喉。初发之时，胸膈之间蕴积毒邪，致生风痰，壅滞不散，发为咽喉之病。先是红肿，继而白腐，疼痛，寒热，汤水难入，遍身痹，痧隐隐等症，斯时也。若不疏邪达表，而但用滋清之剂，则恐深入脏腑，败症百出，莫可挽回，必须用辛凉解散，使疫邪外透，不致内窜为妙。吹以喉痧妙药散为首务也。

歌云　辛凉解散汤，疫痧初起尝，因症宜变化，汗出方为康。

薄荷叶　净蝉衣　大力子　焦山栀　大连翘　冬桑叶　淡竹叶　荆芥穗　青防风　象贝母　淡豆豉　生甘草

水煎服。呕加橘络、竹茹，泻加葛根，衄加丹皮。

辛凉解散蝉荷蒡，栀翘桑竹荆防良。

贝草豆豉水煎服，喉痧初起立法详。

清　散

疫邪不由外达，内郁化火，汗泄灼热不退，口干欲饮，咽喉肿腐日甚，脉数舌黄，乃一阴一阳之火乘威上亢，销烁肺金，势必见音哑鼻塞之恶象。速进清火透解，清凉解毒汤是也。外以吹喉化腐丹吹之，俾火毒清而汗畅痧透，可云向愈之理。

歌云　若遇症已重，汗少热邪壅，内清外透法，清凉解毒宗。

羚羊角　川尖贝　大连翘　鲜金钗　焦山栀　苏薄荷　冬桑叶　淡竹叶　荆芥穗　青防风　二宝花　生甘草

水煎服。使疫邪不上焰，毒火不内射，可望转机。

清凉解毒羚贝翘，斛草栀荷桑竹交。

荆防二宝流水煎，疫邪化火服之好。

清　化

疫邪内陷，热势颇甚，咽喉腐烂，神识昏迷，语言错乱，痧不透达，脉弦劲数，此疫毒火炽，逼入心包络，神明无主，甚为险恶之候。急用清凉解疫汤，佐以紫雪丹，外吹珠黄散，清凉解热，芳香逐秽，冀侥幸于万一。

歌云　疫邪内陷症，喉腐神迷临，清凉芳香法，冀可望生因。

甘中黄　冬桑叶　鲜生地　忍冬花　大连翘　润元参　真川连　焦山栀　川尖贝　童木通　薄荷叶　陈金汁

水煎服。先以紫雪丹三分。开水化下，后服煎药。

清凉解疫中黄先，参地银翘木通连。

栀贝桑荷陈金汁，痧隐喉腐热甚煎。

救　液

雷少逸云：温病最易伤阴，当保阴生津为要。今疫疠喉症转机之后，其阴液未必不伤，舌绛而干，喉虽清爽，燥痒无津，脉仍数象，是症之明验也。此系肺胃余热未清，肾阴不足所致，滋阴清肺汤治之。

歌云　滋阴清肺汤，将愈是妙方，临症欲知化，连服保液彰。

鲜生地　鲜金钗　京元参　剖麦冬　霜桑叶　川尖贝　湖丹皮　生甘草　枇杷叶　甜梨汁

水煎服。

痧透热退喉渐清，肺胃余热用滋阴。

冬地元斛桑贝枇，梨草丹皮服之宁。

救　治

烂喉痧日数已多，咽喉烂甚，汗出漫热，音哑无声，气逆喘急，此阴阳俱亏，疫毒内陷，津液灼耗，痰涎冲激致令肺气不能降，肾气不能纳，内闭外脱之象，危在旦夕。勉用扶正涤痰之法，尽人力以待天命而已。

歌云　喉痧日数多，肺脏气欲无，勉用扶正法，未知后如何。

西洋参　润元参　霍山斗　川尖贝　黛蛤散　大花提　大生地　生甘草　瓜蒌皮　甜杏仁　淡竹沥　珍珠粉　顶猴枣

水煎服。

扶正涤痰西洋参，元参石斛贝杏仁。

生地蒌草黛蛤散，竹沥珠粉猴枣成。

附：经验方案一则

脉形浮洪，舌色薄腻，神迷呕恶，时欲谵语，痧隐肌肤，喉痧毒素已走全身疫邪。

自肺胃流注三焦，攻冲心包，姑以芳香宣窍佐以疏解透泄，以冀转重为轻，可愈此症。

荆芥穗　青防风　大力子　粉葛根　冬桑叶　鲜菖蒲　川尖贝　薄荷叶　润元参　广藿梗　淡竹叶

水煎服。

辛凉宣透桑竹君，荷贝葛根荆防临。

菖蒡元参广藿梗，喉痧攻冲用之宁。

以上治喉痧之法，大旨已备，所有前贤治验条例及吹散等方并例于后，以俟后学临症详审，施用可也。

前贤条治

丁甘仁曰：喉痧表邪未解，大便燥结，腑气不通，脉实有力，治仿釜底抽薪，引火下行之法，凉膈散主之。如舌苔厚腻，内夹食积，可加消食之品除其有形之食，则无形之热自解。

焦山栀　大连翘　淡涤芩　薄荷叶　生甘草　元明粉　生大黄

水煎服。挟食加楂、曲、川朴，恶寒加荆、防。

凉膈散治膈热甚，栀翘芩薄草硝黄。

食积楂曲川卷朴，疏表荆防神效方。

顾玉峰曰：疫痧失于透解，最易内陷心包。痧虽透而未能尽透，色紫或赤，脉弦喉烂，舌绛心黑，口渴谵语，疫毒化火，流注三焦，内而脏腑，外而肌肉，势属大危之候，勉以犀角地黄合清宫汤佐以紫雪丹化服。古贤云：小舟在洋，收帆未定也。

乌犀尖　鲜生地　杭白芍　粉丹皮　润元参　剖麦冬　莲子心　连翘心　淡竹叶

水煎服。

犀角地黄芍药丹，清宫莲子元翘传。

竹叶麦冬成一剂，神昏谵语服之安。

加减法

热痰盛兮加竹沥，梨汁同添各五匙。

咯痰不清蒌皮入，热毒中黄金汁施。

渐欲神昏须早救，银花荷叶石蒲治。

叶天士云：烂喉痧一症，发于冬春之际，不分老幼，遍相传染。发则壮热烦渴，癍密肌红，宛如锦纹，咽喉疼痛，肿烂一团，火热内炽，医家见其火热之甚，投以犀、羚、芩、连、栀、膏之品，辄至隐伏昏闭及喉烂废食，延挨不治，或便泻内陷，转眼凶危，医者束手，病家委之于命。谁知初起之时，频进解肌散表，温毒外达，多有生者。荆防葛根汤加减可也。

荆芥穗　青防风　粉葛根　冬桑叶　鲜菖蒲　薄荷叶　大力子　大贝母　淡竹叶　净蝉衣

水煎服。

此方即前经验方案之辛凉宣透法减藿香、元参也。恶心呕吐仍加藿香为妙。

高锦庭云：烂喉丹痧系天行疫厉之毒，故长幼传染者多。外从口鼻而入，内从肺胃而发，其始起也，脉紧弦数，恶寒头胀，肤红肌热，咽喉结痹肿腐，遍身班疹隐隐，斯时即宜疏达，治以牛蒡解肌汤。如有挟食，加以消食之品为主。

牛蒡子　薄荷叶　荆芥穗　青防风　焦山栀　大连翘　粉丹皮　霍山斗　润元参

水煎服。

牛蒡解肌用荆防，元斛薄荷丹栀翘。

风火疫毒喉痧症，疏表清里煎服好。

曹心怡曰：冬燠春寒，邪郁肺胃，运水令火，结而为痹，咽喉红肿而痛，或但痛不肿不红，憎寒发热或壮热或不甚热或乍寒乍热，微者饮食如常，甚者胸痞咽阻不能食，脉形弦数，或濡数，或沉数或沉弦不数，或右寸独大，或两寸并沉，或左部兼紧，皆邪郁未伸之象也。舌白不渴，或微渴而苔滑腻，或渴甚而苔仍白滑，邪在表分也。荆防麻豉汤主之。胸痞咽阻，先以太乙救苦丹化服。

荆芥穗　青防风　炙麻黄　大力子　玉桔梗　杏仁泥　大贝母　甘中黄　西河柳

痰湿盛、舌白腻加紫菀；衄血加桑皮；腹痛泻甚加粉葛根；挟食加枳、楂、麦芽；经水适来及男子夺精加紫芎，以除四支厥冷；舌黄去荆加桑叶；黄甚燥渴加霍山斛；耳前后掣痛或肿加紫葛、白蒺；颊车酸痛加白蒺藜；唇口紧小焦黑，芄、蒺同用。

按：此方过于散表，非冬令严寒、水冰地冻之时，未可轻用。麻黄专司冬令寒邪头疼，发表之力甚大，加以荆、防、豆豉、牛蒡之疏风透表，桔梗载药上升，虽有杏仁之润肺，贝母、中黄之凉化，河柳又是发汗之品，究竟升散太多，非质弱之人主方也。疫厉、喉痧，体质强者未能传染，今之临症，气虚多而气实者少也。世医执此施治，岂能无误？今仍条治冬令喉痧，气实无汗可以暂用。

冬令染疫烂喉痧，荆防麻豉效可夸。

兼用牛蒡杏贝桔，中黄河柳水煎可。

痧透喉宽，苔黄尖绛，脉转洪数，桑防白膏汤主之。

桑叶　防风　豆豉　牛蒡　桔梗　前胡　杏仁　土贝　中黄　霍斛　河柳

愚按：此方痧疹未透，苔虽黄底白，用之外透表而内清化之剂，主治条下，痧透喉宽，苔黄尖绛，脉洪数，曹心怡以为佳方，吾不信也。

痧点逼留不化，舌色纯绛鲜泽，尖上起刺，羚羊黑膏汤主之。

羚羊　豆豉　鲜地　桑叶　白蒺　牛蒡　桔梗　前胡　杏仁　土贝　中黄

愚按：是方减去前桔、杏、豉、中黄加滁菊、霍斛、甘草、薄荷为稳。热甚生风加钩藤。

痧回热退，舌化脉和，余邪未净，时时手足心热，桑丹泻白散主之。

桑叶　丹皮　桑皮　地骨　牛蒡　前胡　杏仁　土贝　甘草

愚按：痧回热退，舌化脉和，余邪未净，法宜滋清熄邪。此方似乎不合。肺之气液已衰，有桑皮之泻肺，痧回热退复用牛蒡、前胡之疏解，姑仍之，不过有是法耳。

痧后肺胃余风未清，牛蒡前胡汤主之。

牛蒡　前胡　桑叶　白蒺　杏仁　蒌仁　杷叶

愚按：不如用桑叶、滁菊、蒺藜、薄荷、杷叶、钩藤、芍药、甘草为稳。当瘥后胃燥，霍斛元参汤主之。瘥后肝胃之阴不复者，参乌汤主之。

霍斛　元参　杏仁　蒌仁

煎服。

西洋参　制首乌

煎服。

此二方不如用养阴法加味为妙。

痧后燥结用五仁丸。

火麻仁　柏子仁　叭杏仁　瓜蒌仁　郁李仁

为丸服。

吹药类

第一种喉痧**妙药散**

真尖黄　提濂珠　三梅片　西月石　银粉霜　天竺黄　飞朱砂

共研极细末吹之。

第二种吹喉**化腐丹**

煅月石　煅中白　西瓜霜　飞明雄　天竺黄　真尖黄　大濂珠　三梅片　飞朱砂

共研极细末吹之。

第三种吹喉**珠黄散**

真犀黄　飞朱砂　净珍珠　上滴乳石　西月石　真原寸　飞雄精　粉儿茶　煅中白　大梅片

共研细末吹之。

以上治喉痧大法已全。又有卧龙丹、玉枢丹、太乙救苦丹等方，当于《卫生鸿宝》书中求之。

《增订喉科家训》卷四终

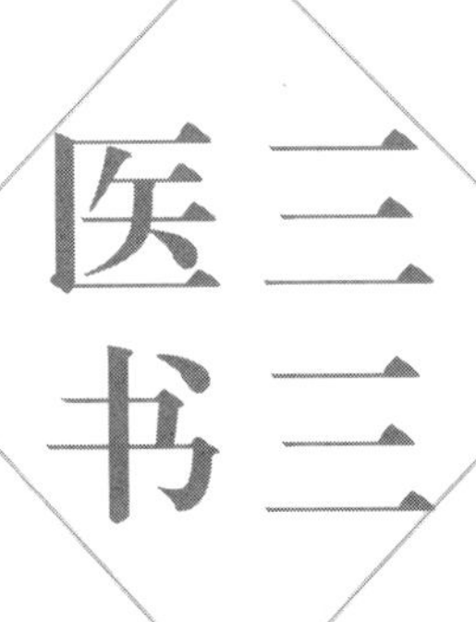

走马急疳真方

宋·滕伯祥　撰

提要

疳、痨、鼓、膈，为杂证中之四大重病，素称不易治疗，至疳证中走马牙疳，尤为措手不及，常见早发夕死，所以有急如走马之喻。然吾国古时，越是急证，越有灵方，惜为医生口口相传，所谓传媳不传女，秘之秘之，以至失传。近来西医之研究古方者，很注意此种失传之秘方，洵足钦佩，本书即其一种也。记为滕氏所秘，观其药皆隐名，可以知矣。裘君特将重值觅得之藏稿印行。

序

吾滕氏，自唐迄今六百余年，科第联芳，簪缨相继，诗礼传家，清明持守，至大父举应，贤良方正，能言极谏，科不仕，蒙赐号廉静处士。吾父国学进士，亦应是科，年一十六而奄弃。独遗不肖，早孤失学无闻，唯谨是持，而唯善是务耳。

宝庆改元，吾时年二十八，仲春具牲醴，诣墓拜扫封茔，途遇一老叟，貌古而奇，气舒而泰，风度飘飘，精神落落，顾吾若欲与语者，以是趋进长揖。叟执吾手，笑而谓曰：子善人子也，何少读书耶？今虽不得贵，亦当致子富也。吾卒然感而思之，富贵果人心之所爱者，然吾向乏嗣，不若以此为请于叟乎。于是敬上白焉。叟曰：子既不以富贵为欲，而以子嗣为欲，宜乎吾当以子寿。继而出受一书，嘱曰：愿子将此多济人子嗣，则子子嗣必多矣。使吾向日拜，起而叟遂失焉。骇感良久，谨捧书归，焚香开读，乃治小儿《急疳走马真方》也。按方精修合，施于人，果甚奇验，百发百中。未几生珪，长仕吴江州司训，珪生清。迨今吾年八十余矣。噫！叟之言，神且信也，其书敢不敬乎！乌可易而视之哉？是用识于篇首，示吾子孙当保是书，而精修药饵，惟以济人为心，不以利为心可也。

德佑元年岁次乙亥孟夏吉日，乐善老人南阳滕伯祥撰

目录

走马急疳真方

滕氏仙传
绍兴裘吉生校刊

治　法

凡治口疳，必先以压舌压定其舌，以杖子挑起上腭，务细观其咽喉中有无，次及上下腭、舌底、齿根，如有紫肿处，用三棱针刺出毒血，或有黄泡烂肉，以青生绢裹指，蘸新汲井花水，拭擦去净，用二圣散干敷患处，以消毒散生蜜调，与食后服。若疳延于上腭，用绿袍散敷之，毒涎从其流出，或咽下亦不妨。或用圣饼子贴于足心，男左女右，以帛扎定。如延及咽喉，用药筒纳紫金散吹入，治以甘露饮，煎，食后。倘有黑烂恶肉，攻成潭穴者，为至重之症，须以刀取去恶肉，但不知疼痛者，不可治矣。若觉痛，速以紫金散敷之，以甘露饮加皱面还丹浓煎与服，庶几得生。

凡发痘疹生疳，敷治并同上法，但以胡荽煎汤，停温，代前井化水用。

凡治耳脖内生疳，必先以绵杖子三五枚，或七九枚，十一十三枚，务令搌其耳内脓水干净，然后以鹅毛管纳药吹入，待干为愈。

凡治胎毒头疳，脓血满头，腥臭滋水淋漓，或痛或痒，延及肢体者，先以米泔水煎二妙丹，去渣，令温洗之，无风处拭干，再用鹿儿膏加茅君散，香油调匀敷之，内服肥儿丸。乳母忌食辛热发毒之物。如鼻疳，用兰香散干敷。

凡治头面手足遍身疳疮，先用米泔汤洗之，再以猪油调十仙丹敷上。若痒，加二妙丹。痛不必加。内服肥儿消疳丸均可。忌一切发毒辛热之物。

凡治大人遍体生疳，或疥癣肥疮，亦用十仙丹加二黄散，猪油调敷。忌食诸般发毒、动风、辛热之物。

凡治下疳之法，须审内发、外染二种。内发者，自父母禀体所遗，根柢甚深。外染者，衣服不洁，传染而得，病尚肤浅。用二妙丹以绢包之，入浓米泔中煎数沸，去渣停温，勿添生水，于避风处净拭干滋水，用冰黄散干敷，以香油调敷，忌口如前列诸般发毒、动风、辛热之物。

凡治五疳之法，须辨新久、冷热。若疳之新者，为热疳，则面黄睑赤，骨热盗汗，鼻干口臭，唇焦烦渴，心躁惊悸，情意不乐。若疳之久者，为冷疳，则目肿腹胀，便利不定，泻粪肥腻，或似油珠，烦渴黄瘦。热疳病多在外，冷疳病多在内。又有冷热二症交互，非新非久，不内外因者。然初病肥热，久病瘦冷，小儿易为虚实，脾虚不任寒温，服寒药则生冷，服温药则生热，当识此理，以为治疗之纲领。消积和胃，滋血调气，随宜用药以扶之，淡薄饮食以养之，久久自然充实。疳之为病，名状固多，而治疗之方亦不少，惟消疳丸、保童丸二方治五疳，品味乎和，用之稳当，量儿大小、新久、冷热、虚实，以意消息，增损与服，得效如神，是用表而出之。

凡药品异名，皆出于胡氏《图经本草》、陶氏《本草衍义》、进士侯君《药谱》中所采而用之者，决非杜撰胡为耳。后之用是方者，尚当稽索，则亦自有进益之处焉。

药　方

紫金散　治遍口生疳，作秽臭烂，延及咽喉，败坏甚速，故名曰走马疳。

明羽泽即明矾，煅，三钱　溺中浧即人中白，煅，二钱　百虫仓即五倍子，煅，五钱　赤铅华即东丹，炒紫色，一钱　玉虚饭即冰片，一分　水银腊即轻粉，三分

诗曰：赤铅华在明羽泽，溺中浧合水银腊。百虫仓有玉虚饭，治走马急疳第一方。

上以前四味各等精制，并研罗过，加后二味少许，再研匀极细末用。

绿袍散 治症同前。

山屠粉即黄柏末 蓝宝华即青黛

羽程灰即枯矾 玉虚饭即冰片

诗曰：山屠粉和玉虚饭，蓝宝华同羽泽灰。善治急疳名走马，绿袍散是药之魁。

上以前三味各研细末，和成柳叶色，然后加入后一味少许，再研匀用。

二圣散 治症同前。

黄山屠即黄柏 白羽碧即白矾，煅存性

诗曰：黄口生疳何用医，速求二圣散无疑。黄山屠和白羽程，为末频频干敷之。

上二味等分为极细末用。

立效散 治聤内生疳肿胀，脓血臭秽。

羽碧灰即枯矾 片胚子即干胭脂

拔萃团即麝香

诗曰：立效散治耳聤疳，羽泽灰成拔萃团。更加一味片胚子，为末吹之即便安。

上二味等分，研细后加下一味少许，研匀用。

鹿儿膏 治胎毒头疳，脓血满头，腥臭滋水淋漓，延及肢体，或痛或痒。

赤铅华即黄丹，水飞，四两　琥珀丝即松香，研细，八两

诗曰：头疳红药鹿儿膏，四两赤铅华水淘。飞过炒如霞紫色，八两琥珀丝共熬。葱齑汁内煎数沸，重研极细末为高。更加一分茅君散，香油和拌要匀调。

上二味制度研细，贮葱管内，入于齑汁中煮数沸，去葱取药，再研细，加茅君散四两，水银腊一钱，和匀用。其茅君散，苍术也。

茅君散　治湿毒疳疮。

偷蜜珊瑚即甘草，三两　赤伯淡即厚朴，三两　茅君宝筵即苍术，五两　陈贵老即陈皮，三两

诗曰：鹿儿膏内茅君散，茅君宝篋五两罗。偷蜜珊瑚赤伯淡，陈贵老加三两和。

上磨极细末用。

十仙丹　治头面、手足、偏身疳疮。

静风尾即荆芥，一斤　黄子伯即黄柏，一斤　琥珀丝即松香，一斤　白药须即煎草，一斤　锁眉根即苦参，一斤　蛇儿米即蛇床子，一斤　两平章即独活，一斤　若梓皮即海桐皮，半斤　白羽碮即白矾，半斤　风儿肉即大风子肉，四两

诗曰：琥珀丝有静风尾，两平章运蛇儿米。黄子伯生白药须，锁眉根要均匀尔。白羽赶上若梓皮，减半分两磨罗起。风

儿肉比又减半，调理疳生周遍体。米泔汤洗猪油调，痒加二妙疼还去。若增二黄更有治，大人疥癣疮无此。

上磨，罗为极细末用。

二妙丹 治痒，杀虫，去湿。

铜华精即铜青 枯羽泽即枯矾

上二味研等分，为极细末用。

二黄散 治痒，杀虫，去毒。小儿药中勿用。

昆仑黄即硫黄，一两 黄食石即雄黄，三钱

上研为细末，加入十仙丹内，每贴一匕。

诗曰：二妙丹中何为妙，铜华精枯羽泽良。二黄散内有二味，黄食石佐昆仑黄。

冰黄散 治下疳。

芦公石即芦甘石 玉虚饭即冰片

水银腊即轻粉 珠子香即乳香

孩子茗即孩儿茶 麒麟血即血竭

蛮龙古血即没药

诗曰：芦公石煮玉虚饭，孩子茗煮珠子香。水银腊和麒麟血，更入蛮龙古血良。

上各等分，研为极细末用。

消毒散 治湿毒口疳。

太清尊者即朴硝，一两 冰喉尉即薄荷，二两半 黄香影子即山

栀，一两七钱　苦督邮即黄芩，一两半　偷蜜珊瑚即甘草，四两五钱　无声虎即大黄，一两三钱　度厄钱即连翘，三两

诗曰：太清尊者冰喉尉，偷蜜珊瑚苦督邮。黄香影子无声虎，度厄钱因消毒酬。

上各制过，磨罗如数称，并为细末用。

甘露饮　治症如上。

洞庭奴隶即枳壳，去白，面炒　林兰即石斛，去芦　芦橘叶即枇杷叶，去毛　颠勒即天冬，去心，焙　国老即甘草　羊韭即麦冬，去心　腐赐即黄芩　茵陈　熟芑即熟地

诗曰：颠勒生地出洞庭，腐赐熟芑要茵陈。林兰国老生芦橘，羊韭和成甘露春。

上㕮咀，每服三钱，水一盏，煎七分，食后温服。

消疳丸　治疳生于内，面黄腹胀，潮热，便浊，腹疼及虫痛羸瘦。

黑金屑即铁屑，一两，苦酒炒　茅君散即平胃，二两

诗曰：磨积消疳丸妙绝，苦酒炒干黑金屑。茅君散和醋糊丸，空心米饮服为捷。

上以苦酒拌黑金屑，炒干，入茅君散和匀，用醋糊丸，空心米饮服。

保童丸　治五疳。

风梭御史即使君子，炒黑色　散雪玉尘即面，炒黑色

诗曰：五疳保童治五疳，风梭御史玉尘兼。二味各炒令黑色，米饮送下面糊丸。

上为末，面糊为丸，空心米饮下。

肥儿丸 治疳瘦，进饮食，健脾胃，杀虫清积。

化米先生即神曲，炒，一两一钱 绥米带即麦芽，六钱 风梭御史即使君子，净，五钱 滴胆芝即黄连，一两二钱 脾家瑞气即槟榔，二钱五分 大通绿即木香，二钱五分

诗曰：化米先生绥米带，风梭御史滴胆芝，脾家瑞气大通绿，洗瘴丹能肥小儿。

上为细末，面糊为丸黍米大，空心米汤下。

圣饼子 治走马急疳。用此能拔毒。

抱灵居士即香附，去毛 痰宫霹雳即半夏

诗曰：圣饼抱灵居士耳，痰宫霹雳两均研。鸡子清调和作饼，男左女右足心淹。

上二味等分为末，以鸡子清调和成饼，男左女右贴于足心，干则易之。

兰香散 治鼻疳烂。

铜华精即铜青，五分 兰香叶二钱

水银腊即经粉，二分

诗曰：兰香散用兰香叶，水银腊与铜华精。能治鼻疳疮作烂，为末干敷一扫平。

上为细末，看疮大小干贴之。

药品异名括

大清尊者朴硝尔，偷蜜珊瑚甘草名。
脾家瑞气内豆蔻，抱灵居士香附更。
羽程羽泽皆矾石，铜华精即是铜青。
干胭脂做片胚子，苦督邮只为黄芩。
痰宫霹雳当半夏，大通绿染木香形。
蛮龙古血没药也，锁眉根号曰苦参。
茅君宝箧苍术鲜，连翘便是度厄钱。
颠勒羊韭天麦冬，熟地生地为芭苄。
黄香影子山栀子，赤铅华炼作黄丹。
雄黄异名黄食石，麝香和作拔萃团。
溺中垽号人中白，金钗石斛成林兰。
百虫仓即五倍子，松脂化作琥珀丝。
独活号称两平章，珠子香焚即乳香。
风儿肉唤大风子，昆仑黄配作硫黄。
陈皮久曰陈贵老，无声虎谓伏大黄。
洞庭奴隶为枳壳，甘草又名国老当。
黄芩亦可为腐赐，黑金屑即铁屑称。
风梭御史使君子，黑面是散雪玉尘。

绥米带乃麦芽号，神曲乃化米先生。

滴胆芝即是黄连，诸般药品多异名。

《走马急疳真方》终